8급 공무원 간호직

간호관리

8급 공무원 간호직
간호관리 기출문제 정복하기

초판 인쇄   2022년 1월 5일
초판 발행   2022년 1월 7일

편 저 자 | 공무원시험연구소
발 행 처 | ㈜서원각
등록번호 | 1999-1A-107호
주　　소 | 경기도 고양시 일산서구 덕산로 88-45(가좌동)
교재주문 | 031-923-2051
팩　　스 | 031-923-3815
교재문의 | 카카오톡 플러스 친구[서원각]
영상문의 | 070-4233-2505
홈페이지 | www.goseowon.com
책임편집 | 정유진
디 자 인 | 이규희

Preface

모든 시험에 앞서 가장 중요한 것은 출제되었던 문제를 풀어봄으로써 그 시험의 유형 및 출제경향, 난도 등을 파악하는 데에 있다. 즉, 최단시간 내 최대의 학습효과를 거두기 위해서는 기출문제의 분석이 무엇보다도 중요하다는 것이다.

8급 공무원 간호직 간호관리 기출문제 정복하기는 이를 주지하고 그동안 시행되어 온 지방직 및 서울시 기출문제를 연도별로 수록하여 수험생들에게 매년 다양하게 변화하고 있는 출제경향에 적응하여 단기간에 최대의 학습효과를 거둘 수 있도록 하였다.

간호직 공무원 시험의 경쟁률이 해마다 점점 더 치열해지고 있다. 이럴 때 일수록 기본적인 내용에 대한 탄탄한 학습이 빛을 발한다. 수험생 모두가 자신을 믿고 본서와 함께 끝까지 노력하여 합격의 결실을 맺기를 희망한다.

1%의 행운을 잡기 위한 99%의 노력! 본서가 수험생 여러분의 행운이 되어 합격을 향한 노력에 힘을 보탤 수 있기를 바란다.

Structure

● 기출문제 학습비법

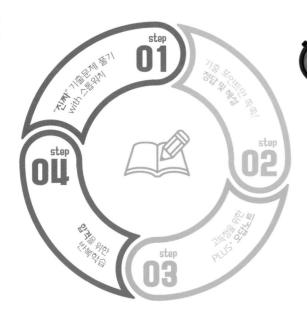

step 01

실제 출제된 기출문제를 풀어보며 시험 유형과 출제 패턴을 파악해 보자! 스톱워치를 활용하여 풀이 시간을 체크해 보는 것도 좋다.

step 02

정답을 맞힌 문제라도 꼼꼼한 해설을 통해 기초부터 심화 단계까지 다시 한 번 학습 내용을 확인해 보자!

step 03

오답분석을 통해 내가 취약한 부분을 파악하자. 직접 작성한 오답노트는 시험 전 큰 자산이 될 것이다.

step 04

합격의 비결은 반복학습에 있다. 집중하여 반복하다보면 어느 순간 모든 문제들이 내 것이 되어 있을 것이다.

● 본서의 특징 및 구성

기출문제분석
최신 기출문제를 비롯하여 그동안 시행된 기출문제를 수록하여 출제경향을 파악할 수 있도록 하였습니다. 기출문제를 풀어봄으로써 실전에 보다 철저하게 대비할 수 있습니다.

상세한 해설
매 문제 상세한 해설을 달아 문제풀이만으로도 학습이 가능하도록 하였습니다. 문제풀이와 함께 이론정리를 함으로써 완벽하게 학습할 수 있습니다.

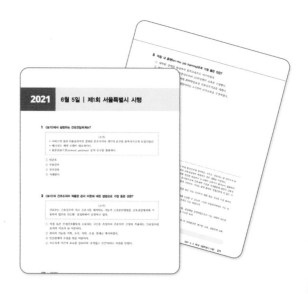

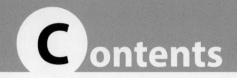

Contents

기출문제

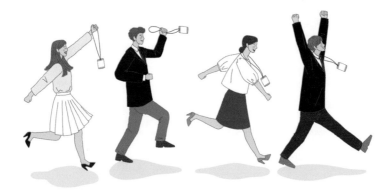

Success is the ability to go from one failure
to another with no loss of enthusiasm.

Sir Winston Churchill

공무원 시험
기출문제

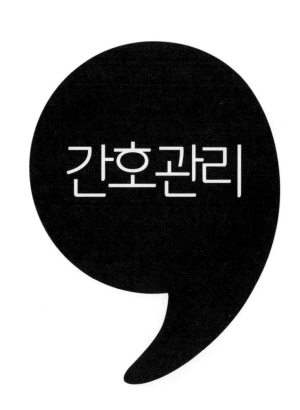

간호관리

1 간호관리의 체계는 투입, 과정, 산출에 이르는데 투입에는 물자, 인력, 자금이, 과정에는 기획, 조직, 인사, 지휘, 통제가 있다. 다음 중 산출요소에 해당하는 것은?

① 의사결정

② 동기부여

③ 환자만족도

④ 갈등관리

2 다음 중 MBO의 특징에 대한 설명으로 옳지 않은 것은?

① 조직의 변화하는 환경에 신축적으로 대응한다.

② 조직구성원에게 동기부여가 된다.

③ 구성원들에게 효과적인 자기관리 및 통제의 기회를 제공해 준다.

④ 신규구성원들이 복잡한 조직 내로 쉽게 동화될 수 있다.

3 다음 중 효과성에 대한 설명으로 옳은 것은?

① 건강수준의 향상에 기여한다고 인정된 의료서비스 수행의 정도를 말한다.

② 자원이 효율적으로 활용되는 것을 의미한다.

③ 서비스의 기술적 수준을 말한다.

④ 시간, 거리 등의 요인에 의해 의료서비스 비용에 제한을 받는 정도를 말한다.

4 카츠의 관리기술에 해당하지 않는 것은?

① 개념적 기술

② 전문적 기술

③ 기획적 기술

④ 인간적 기술

---

1 간호관리 체계모형
　㉠ **투입** : 인력, 물자, 자금, 시설, 설비, 정보 등의 자원을 포함한다.
　㉡ **전환과정** : 투입을 산출로 전환시키기 위해 필요한 관리과정(기획, 조직, 인사, 지휘, 통제)과 관리지원기능 (동기부여, 권력과 갈등, 의사소통, 의사결정, 지도성, 시간관리, 갈등관리 등)을 의미한다.
　㉢ **산출요소** : 간호서비스의 질과 양, 간호시간, 재원일수, 환자만족도, 조직활성화 등이 있다.

2 ① MBO는 환경의 변화가 없는 것으로 가정하고, 현재보다 조금 더 나은 목표를 정해여 점진적인 발전을 꾀한다. 따라서 조직의 변화하는 환경에 신축적으로 대응하기는 어렵다.
　※ **목표중심경영**(MBO ; Management By Object) … 조직의 상하 구성원의 참여를 통해 조직 단위와 구성원의 목표를 명확히 설정하고, 그에 따른 생산 활동을 수행한 후, 업적을 측정 · 평가함으로써 관리의 효율화를 기하는 포괄적 조직관리 체제

3 의료서비스의 질을 구성하는 요소
　㉠ **접근성** : 지리 · 경제 등의 측면에서 쉽게 의료서비스를 이용할 수 있는 정도
　㉡ **효율성** : 최소 자원의 투입으로 최대의 건강수준을 얻을 수 있는 정도
　㉢ **효과성** : 건강수준의 향상에 기여한다고 인정된 의료서비스 수행의 정도
　㉣ **연속성** : 의료서비스가 시간적, 지리적으로 상관성을 갖고 연결되는 정도

4 카츠(Katz)는 간호관리자가 관리과정을 수행하기 위해서는 적어도 실무적(전문적) 기술, 인간적 기술, 개념적 기술이 필요하다고 주장하였다.

정답 및 해설　1.③　2.①　3.①　4.③

5 다음 중 인간관계론이 관리에 미치는 영향과 관련 없는 것은?

① 인간의 가치에 대하여 사회적 존재로의 새로운 평가를 하였다.
② 비공식 조직의 발전에 공헌하였다.
③ X이론 인간관의 발전에 공헌하였다.
④ 성과지향적, 인간지향적 관리를 발전시켰다.

6 다음 중 환자의 감염관리에 해당하는 것이 아닌 것은?

① 직원의 전염병관리 및 예방접종을 실시한다.
② 산소통 및 그 운반체계를 관리한다.
③ 손 씻기 관리를 한다.
④ 의료인이 사용하는 도구 및 기구의 청결을 유지한다.

7 다음 중 조직에서 정당성이 인정된 합법적인 것으로 스스로 직무를 수행할 수 있는 자유재량권을 의미하는 것은?

① 책임
② 권력
③ 의무
④ 권한

8 안전관리 시 특히 주의해야 할 부분으로 바르게 짝지어진 것은?

> ㉠ 노인 무의식 환자
> ㉡ 산소통의 위치와 운반체계
> ㉢ 바퀴 달린 침대
> ㉣ 약품관리, 채광관리

① ㉠㉢

② ㉡㉣

③ ㉠㉡㉢

④ ㉡㉢㉣

---

5 ③ 맥그리거의 X이론은 전통적인 인간관에 입각한 이론이다. 인간관계론이 관리에 미치는 영향과 관련 있는 것은 Y이론이다.

6 ② 산소통 및 그 운반체계를 관리하는 것은 환자의 감염관리와 거리가 멀다.

7 권력과 권한
　㉠ 권력(power)
　　• 개인과 집단의 인간 상호 간의 관계에서 나타나는 지배적 관계
　　• 지배 : 개인이 수행하는 역할에 의해 나타나는 특성
　　• 목표를 달성하기 위해 어떤 것을 할 수 있는 능력
　㉡ 권한(authority)
　　• 조직에서 부여하는 정당성이 인정된 공식적인 권리
　　• 스스로 직무를 수행할 수 있는 재량권
　　• 규칙, 역할, 관계 등 조직구조에 의해서 형성

8 ㉠ 의식이 없는 노인 환자의 상태는 주의하여 관찰해야 한다.
　㉡ 산소통의 위치와 운반체계가 관리되지 않을 경우 유사시에 신속한 조치가 어렵다.
　㉢ 바퀴 달린 침대의 경우 고장 등으로 인한 위험 발생 가능성이 있기 때문에 주의해야 한다.

정답 및 해설　5.③　6.②　7.④　8.③

9 다음 중 체계이론의 투입요소는?

① 환자만족도

② 환자중증도

③ 간호의 질

④ 간호사 만족

10 다음 중 공식적 구조에 대한 설명으로 옳지 않은 것은?

① 조직구성원들이 정보를 교환할 수 있는 의사소통의 통로를 확립시켜 준다.

② 조직화의 정도가 높다.

③ 조직의 수명이 지속적이다.

④ 부서 사이에 업무가 공식적으로 분담되어 있고 직위가 공식적으로 배열되어 있다.

11 다음 중 올바른 권한위임에 대한 설명이 아닌 것은?

① 하급자의 능력과 잠재력을 개발시킬 수 있다.

② 업무를 융통성 있고 신속하게 처리할 수 있다.

③ 권한이 위임되면 책임도 위임된다.

④ 관리자의 능력, 지식, 시간 등의 한계를 보강할 수 있다.

12 도나베디안의 의료의 질 향상을 위한 접근방법이 아닌 것은?

① 과정적 접근법
② 동료 심사평가법
③ 결과적 접근법
④ 구조적 접근법

---

9 ①③④ 산출요소

10 ① 비공식적 구조의 특징이다.

11 ③ 권한과 책임은 균등해야 하지만 권한이 위임되었다고 해서 책임까지 위임되는 것은 아니다.

※ **권한위임 시의 고려사항**
　㉠ 권한은 조직목표에 공헌하는 관리수단을 각각의 관리자에게 제공하는데 그 목적이 있으므로 피위임자에게 기대하는 결과를 달성할 수 있는 정도의 권한을 위임해야 한다.
　㉡ 위임되는 권한의 종류와 수준이 명확해야 한다.
　㉢ 권한의 위임은 상부에서 하부로 연쇄적으로 이루어져야 한다.
　㉣ 권한이 위임되었다 해서 책임까지 위임되는 것은 아니다.
　㉤ 권한과 책임은 균등해야 한다.
　㉥ 위임되는 권한은 직원의 능력수준에 맞아야 한다.
　㉦ 위임하는 사람의 적정 통솔범위 내에서 권한을 위임해야 한다.

12 도나베디안의 의료 질 향상을 위한 접근방법
　㉠ **구조적 접근** : 진료의 수단과 여건 측면(물적 · 인적자원, 조직구조 등)
　㉡ **과정적 접근** : 의료진의 의사결정과정 및 치료과정에 대한 평가
　㉢ **결과적 접근** : 사망률, 감염률, 합병증률 등 결과지표

정답 및 해설　9.② 10.① 11.③ 12.②

13 다음 중 간호부서의 정책에 대한 설명으로 옳지 않은 것은?

① 정책은 간호조직의 여러 계층에서 제안할 수 있어야 한다.

② 적용범위가 넓고 안정성 및 융통성, 공정성을 가져야 한다.

③ 정책은 하급관리자에게 권한의 위임을 하도록 한다.

④ 정책은 일반적이고 추상적으로 설명되어야 한다.

14 다음 중 효율성과 효과성의 차이에 대한 설명으로 옳은 것은?

① 투입에 대한 산출의 비율을 효과성이라고 한다.

② 효율성은 자원을 최소로 활용하여 목표를 달성하였는가의 능률성을 나타내는 개념이다.

③ 효율성과 효과성은 같은 개념이다.

④ 효과성은 산출량을 의미하고 효율성은 목적달성의 정도를 의미한다.

15 다음 중 리더십이론에 대한 설명으로 옳지 않은 것은?

① 특성이론은 리더는 만들어진다는 신념에 기초를 두고 있다.

② 특성이론은 인성적 특성이 리더십에 중요요소가 된다는 점을 인식시켜 주었다.

③ 행동이론은 지도자의 어떤 행동, 어떤 유형의 행동이 개인 및 집단의 성과에 어떻게 반영되는지 연구한다.

④ 특정 상황에 알맞은 리더가 효과적이라고 하는 이론은 상황이론이다.

16 간호단위관리의 목표로 옳지 않은 것은?

① 병원 내의 다른 부서 직원들과 긴밀한 의사소통을 하도록 한다.

② 간호단위의 운영은 어떤 방법으로든 최대의 효과를 얻을 수 있도록 한다.

③ 환자의 건강회복을 위해 필요한 의사의 진단과 치료활동을 돕는다.

④ 간호연구를 계속적으로 실시한다.

---

13 ④ 정책은 구체적으로 설명되어야 한다.

14 효과성과 효율성
　　⊙ **효율성** : 최소 자원의 투입으로 최대의 건강수준을 얻을 수 있는 정도
　　ⓒ **효과성** : 건강수준의 향상에 기여한다고 인정된 의료서비스 수행의 정도

15 ① 특성이론은 '리더는 태어난다'는 가정을 바탕으로 하고 있다. 즉, 리더는 남들과 다른 특성을 가지고 태어난다는 것이다.

16 ② 간호단위는 한 사람의 간호관리자와 여러 사람의 간호사, 기타 직원의 참여와 활동으로 움직여 나갈 수 있는 적당한 환자수와 이에 따른 적절한 시설의 범위를 말한다. 효과적인 관리가 필요하지만 효율성만이 우선의 가치가 되는 것은 적절하지 않다.

정답 및 해설 　13.④　14.②　15.①　16.②

17 다음 보기의 이론과 관계 깊은 것은 무엇인가?

> ㉠ 근로자가 업무를 수행하는 방법을 연구하고 과업수행을 향상시키는 방법에 대해 실험한다.
> ㉡ 차별성과급제를 도입하였다.
> ㉢ 작업표준을 만들기 위해 시간과 동작연구를 실시하였다.

① 과학적 관리론
② 인간관계론
③ 행정관리론
④ 관료제

18 다음 중 평가자가 지나치게 비판적이어서 피고과자의 실제 능력보다 낮게 평가되는 것을 무엇이라 하는가?

① 연공오류
② 후광효과
③ 개인적 편견에 의한 착오
④ 혼 효과

19 다음 중 간호서비스 마케팅에 관한 특징으로 옳지 않은 것은?

① 간호서비스의 공급과 수요의 변동이 심할 경우에 대비해서 전략을 세워야 한다.
② 서비스 제품의 양이 일정하지 않다.
③ 서비스의 소비자와 제공자가 분리될 수 있다.
④ 무형의 서비스를 유형화할 수 있도록 하는 것이다.

20 우리나라의 보건의료전달체계에 대한 설명으로 옳은 것은?

> ㉠ 사회보험방식이다.
> ㉡ 혼합형이다.
> ㉢ 자유방임형이다.
> ㉣ 사회주의형이다.
> ㉤ 공공의료기관이 의료공급을 주도한다.

① ㉠㉡㉢

② ㉠㉣㉤

③ ㉡㉣㉤

④ ㉢㉣㉤

---

17 제시된 내용은 절약과 능률을 중요한 가치로 삼고 효율성과 생산성을 향상시키는 데 중점을 둔 고전적 관리이론인 과학적 관리론과 관련된 설명이다.

18 혼 효과(horn effect) … 평가에 있어 대상의 단점이 눈에 띄면 그것을 그 대상의 전부로 인식하는 현상
① **연공오류** : 피평가자의 연공적 속성인 연령, 학력, 근속연수가 평과결과에 영향을 미치는 것
② **후광효과** : 어떤 대상이나 사람에 대한 일반적인 견해가 그 대상이나 사람의 구체적인 특성을 평가하는 데 영향을 미치는 현상

19 서비스의 특징
㉠ **무형성** : 서비스는 물건이 아니라 일종의 수행으로 그 형태가 없다. 제품과 서비스를 구분 짓고 서비스만의 고유의 특성을 유발하는 가장 핵심적인 특징이다.
㉡ **비분리성(동시성)** : 서비스는 생산과 동시에 소비된다. 따라서 서비스의 소비자와 제공자는 분리될 수 없다.
㉢ **이질성** : 동일한 유형의 서비스라고 하더라도 누가, 언제, 어디서 제공하느냐 등에 따라 서비스의 질이나 만족도가 달라진다.
㉣ **소멸성** : 비분리성이라는 서비스 고유의 특성에서 기인하는 것으로 서비스는 저장될 수 없다.

20 우리나라의 보건의료전달체계는 자유방임형으로 개인 책임 아래 보건의료를 공급받고 있는 경우이다. 민간조직에 의해 이루어지는 민간주도형으로 정부의 통제나 간섭이 소극적이다. 보건의료서비스에 대한 국민의 선택의 자유가 부여되며 의료 수준이 높아지고 의료인의 재량권이 부여되는 장점이 있지만, 의료비 상승, 의료자원의 비효율적 활용, 과잉진료, 의료남용 등의 단점이 발생한다.
※ 보건의료전달체계의 유형
㉠ **자유방임형** : 한국, 미국, 일본 등
㉡ **사회보장형** : 영국, 캐나다 등
㉢ **사회주의형** : 중국, 러시아 등

정답 및 해설 17.① 18.④ 19.③ 20.①

1 다음 중 계층제에 대한 설명으로 옳지 않은 것은?

① 조직 내 분쟁의 해결 통로

② 조직의 내부통제의 경로

③ 권한위임의 통로

④ 자문과 조언의 통로

⑤ 의사소통의 통로

2 다음의 내용들과 관련된 것으로 옳은 것은?

> ㉠ 기능과 생산을 동시에 추구한다.
> ㉡ 조직의 자원을 효율적으로 이용할 수 있다.
> ㉢ 권한라인의 조정이 가능하다.
> ㉣ 관리비용이 증가할 수 있다.

① 프로젝트팀

② 매트릭스

③ 위원회

④ 프로세스

⑤ 네트워크

3 다음 중 MBO에 대한 설명으로 옳지 않은 것은?

① 담당업무와 관련된 목표로 한정하되, 취업규칙에 정해진 근무규율은 대상으로 삼지 않는다.

② 일정은 목표주제의 내용에 따라 구체적으로 설정해야 한다.

③ 주기적으로 목표를 점검한다.

④ 관리자는 목표를 통제목적으로 쓸 수 있으며 하향적인 목표를 지향한다.

⑤ 단기목표를 강조하는 경향이 있다.

---

1 ④ 계층제는 각 계층 간에 권한과 책임을 배분하고, 명령계통과 지휘·감독체계를 확립하는 것이므로, 자문과 조언의 통로는 계층제와는 거리가 멀다고 할 수 있다.

2 매트릭스 조직(행렬조직)
ⓐ 장점
  • 직원의 능력과 재능을 최대한 이용할 수 있다.
  • 급격한 환경변화에 신속하게 대응할 수 있다.
  • 다수의 복잡하고 상호의존적인 활동을 수행할 때 여러 활동의 조정을 촉진할 수 있다.
ⓑ 단점
  • 이중의 조직구조이므로 갈등의 발생소지가 크다.
  • 책임에 대한 혼란을 일으킬 수 있다.
  • 시간 소모적이다.
  • 특수훈련을 요구한다.
  • 권력균형 유지가 어렵다.

3 ④ 목표관리에서의 목표설정은 하향식뿐만 아니라 상향식의 방법에 의해서도 이루어진다.

정답 및 해설 1.④ 2.② 3.④

4 다음은 리더와 관리자에 대한 설명이다. 그 대상이 다른 하나는?

① 지위에 수반되는 권한에 기인한 합법적인 권력을 갖는다.

② 공식적인 조직 내의 지위를 가진다.

③ 조직의 목적을 성취하기 위해 인간, 환경, 돈, 시간, 다른 자원들을 다룬다.

④ 자발적 추종자 뿐 아니라 비자발적 추종자도 지휘한다.

⑤ 추구하는 목적에 조직의 목적이 반영되지 않을 수도 있다.

5 다음의 내용과 관련된 설명으로 옳은 것은?

> ㉠ A 간호사는 4명의 환자를 분담받았다.
> ㉡ A 간호사는 4명의 환자의 입원에서 퇴원까지의 총체적인 간호를 한다.
> ㉢ A 간호사가 비번인 경우에는 다른 간호사에게 업무수행 지시를 한다.
> ㉣ A 간호사는 일은 어려웠으나 일에 대한 만족도는 높다.

① 일차간호방법

② 사례간호

③ 모듈방법

④ 기능적 분담방법

⑤ 총체적 간호

6 다음의 설명 중 성질이 다른 것은?

① 특별한 것과 일반적인 것의 원인 모두를 강조하나, 대부분 일상적인 원인에 주의를 기울인다.

② 결과치에 영향을 주는 모든 진행과정과 사람들을 횡적으로 중점을 두고 향상시키는 것으로 검토한다.

③ 기존에 설정된 기준에 부응하는 것을 목표로 한다.

④ 지속적으로 질을 향상시키고자 한다.

⑤ 특별한 것보다 일상적인 것에 중점을 둔다.

7 다음에 제시된 내용과 교육방법이 바르게 연결된 것은?

> ㉠ 실제상황과 비슷한 사례를 공동으로 연구하여 문제점을 도출하고 그에 대한 대안을 모색한다.
> ㉡ 실제상황에서 교사는 고도의 지식과 기술을 시범해 보일 수 있어야 하며, 학습자는 연구 중에 있는 신참여자이어야 한다.
> ㉢ 간호사와 학습자는 1 : 1의 상호 학습을 할 수 있다.

① 사례연구 – 역할모델법 – 프리셉터십 제도
② 역할모델법 – 사례연구 – 프리셉터십 제도
③ 인턴십제도 – 역할모델법 – 프리셉터십 제도
④ 사례연구 – 역할모델법 – 인턴십제도
⑤ 프리셉터십 제도 – 역할연기법 – 사례연구

---

4 ①②③④ 관리자에 대한 설명이다.
⑤ 리더에 대한 설명이다.

5 **일차간호방법** … 환자를 담당하는 간호사가 정해지면 그 간호사가 환자의 모든 간호를 책임지는 방법으로, 전인간호가 확실하게 이루어질 수 있는 가장 좋은 방법이다.

6 ①②④⑤ TQM에 대한 설명이다.
③ QA에 대한 설명이다.

7 **교육방법**
㉠ **사례연구** : 특정한 개인이나 집단체에 초점을 두고 검사, 관찰, 면접 따위의 방법으로 자료를 수집하여 종합적으로 그 사례의 문제를 이해하고 해결하려는 연구방법이다.
㉡ **역할모델법** : 실제 상황에서 효과적인 간호중재에 대한 실험을 교사가 대신하여 학습자가 기술을 배울 수 있도록 한다. 교사는 학습자의 실수를 인정하고 받아들여 학습자가 자신감을 가질 수 있도록 하며, 조직의 특정상황에 대한 바람직한 행동을 학습자에게 보여줌으로써 행동변화를 유도한다.
㉢ **프리셉터십 제도** : 간호사들이 학습자에게 직접 간호 교육을 하는 것을 일컫는다.

정답 및 해설 4.⑤ 5.① 6.③ 7.①

8 다음 중 자기주장의 목적으로 옳지 않은 것은?

① 인간관계 개선
② 간호업무 향상
③ 자기능력 등의 신장
④ 권력행사
⑤ 정신건강의 예방 및 증진

9 다음 중 병원에서의 손익계산서와 관계가 있는 것으로 옳은 것은?

① 고정자산
② 유동자산
③ 입원과 외래의 수익
④ 병원재정의 구조
⑤ 병원부채

10 다음 중 한국 간호사의 3차 개정 간호윤리 항목으로 옳지 않은 것은?

① 취약계층 보호
② 건강과 품위 유지
③ 건강환경 구현
④ 생명과학기술과 인간의 존엄성 보호
⑤ 가족의 참여 존중

11 다음 중 물품관리 시 가장 우선적으로 고려해야 할 것은?

① 물품관리에 대한 간호사 교육
② 물품사용의 지도와 훈련
③ 재고관리
④ 물품청구와 교환
⑤ 표준량 설정

12 다음 중 관료제에 대한 설명으로 옳지 않은 것은?

① 직원 상호 인간관계 중시
② 간호조직의 계층화
③ 목적 전도 현상
④ 소수의 의사 결정
⑤ 권한과 책임의 위계적 서열화

---

8 ④ 자기 주장은 권리를 실현하기 위한 수단이지 권력을 행사하는 것이라고 볼 수 없다.

9 ③ 손익계산서는 일정기간 동안에 일어난 거래나 사건을 통해 발생한 수익과 비용을 나타내는 보고서이며 입원 치료와 외래진료의 수익은 손익계산서와 관련이 있다.

10 ⑤ 가족의 참여 존중이 아니라 대상자 참여 존중이다.

11 물품관리를 할 때는 기본적으로 기준량 설정, 물품청구와 교환, 물품의 보관, 물품의 목록작성 및 정기점검 등의 관리방법이 요구된다.

12 ① 관료제는 규칙과 권위를 중시하여 창의적인 업무 수행이 방해되는 문제점이 있다. 이로 인해 오히려 인간 소외 현상이 발생할 수 있다.

정답 및 해설 8.④ 9.③ 10.⑤ 11.⑤ 12.①

13 다음의 설명과 관련한 것으로 옳은 것은?

> ㉠ 현상을 변화시키려 노력한다.
> ㉡ 부하들에게 스스로 해결책을 찾도록 격려한다.
> ㉢ 추종자에게 개별적 관심과 배려를 보이고 지적 자극을 부여한다.

① 변혁적 리더십
② 거래적 리더십
③ 섬기는 리더십
④ 카리스마적 리더십
⑤ 촉매적 리더십

14 다음 중 동기부여 과정이론 중 J. S. Adams의 공정이론에 대한 설명으로 옳은 것은?

> ㉠ 개인보다 집단의 전체를 우선시한다.
> ㉡ 팀보다는 개인을 위주로 동기를 부여시킨다.
> ㉢ 관리자는 계획 수행의 걸림돌을 제거한다.
> ㉣ 개인은 동료와 비교하여 자신의 투입과 보상 간에 불일치를 하면 동기가 부여된다.

① ㉠㉡㉢
② ㉠㉢
③ ㉡㉣
④ ㉣
⑤ ㉠㉡㉢㉣

15 다음 중 카츠의 개념적 기술에 대한 설명으로 옳지 않은 것은?

① 외부고객과 내부고객의 요구를 이해한다.

② 개방적이면서 위협적이지 않은 환경을 조성한다.

③ 변화하는 보건의료체계의 현실을 받아들인다.

④ 지도성을 특권이 아닌 책임으로 생각하고 책임을 수용한다.

⑤ 법적이고 윤리적인 간호실무의 표준을 모든 관리기능에 반영시킨다.

13 변혁적 리더십이란 변화를 창출하고 관리하는 적극적 리더십을 말한다. 인본주의, 평등, 평화, 정의, 자유와 같은 포괄적이고 높은 수준의 도덕적 가치와 이상에 호소하여 부하들의 의식을 더 높은 단계로 끌어올리려고 한다. 그로 인해 카리스마적 지도자는 극단적으로 존경을 받고 부하들이 무조건적으로 복종하고 신뢰하는 반면 변혁적 지도자는 부하로 하여금 자율적이고 자아실현적이 되도록 하는 지도자라고 할 수 있다.

14 공정성이론은 비교대상과 보상/투입의 비율이 일치하는 경우 만족하여 행동유발하지 않지만 일치하지 않으면 동기(행동)가 부여된다.

15 ② 인간적 기술에 대한 설명이다.
   ※ 개념적 기술 ··· 조직을 전체적으로 보고 각 부분이 상호 어떤 의존관계를 유지하고 있는가를 통찰할 수 있는 능력을 말한다.

정답 및 해설 **13.① 14.③ 15.②**

16 다음의 설명과 관련된 것으로 옳은 것은?

> 어느 한 제품이 주어진 시장에서 차지하는 위치, 장소를 의미하며 소비자들의 마음 속에 차지하고 있는 상대적 위치를 인식시킨다.

① 시장세분화
② 표적시장
③ 마케팅 믹스 전략
④ 관계마케팅
⑤ 포지셔닝

17 다음 중 권한위임에 대한 것으로 옳지 않은 것은?

① 권한의 위임시 피위임자는 책무도 함께 위임받게 된다.
② 위임은 두 명의 상사가 함께하는 것이 효과적이다.
③ 일상적인 일을 위임한다.
④ 권한의 범위를 명확하게 한다.
⑤ 전문적인 지식과 견해가 필요할수록 전문가에게 위임한다.

18 다음의 지문의 내용은 어떤 인사고과의 오류를 해결하기 위한 것인가?

> A병원의 甲(수간호사)은 12월에 인사평가를 한다. 11월에 친절간호사 상을 받은 乙(간호사)과 10월에 포스터 그리기 상을 받은 丙(간호사) 외에는 다른 간호사의 업무실적이 기억나지 않는다. 그래서 이번 년도에는 매달 직무수행을 잘 한 간호사들을 기록하기로 하였다.

① 후광효과
② 근접효과
③ 관대화
④ 혼효과
⑤ 규칙적 착오

---

16 포지셔닝 … 어떤 제품이 소비자의 마음에 인식되고 있는 모습으로 제품의 특성 및 경쟁제품과의 관계, 자사의 기업 이미지 등 각종 요소를 평가 · 분석하여 그 제품이 시장의 특정한 위치에 설정되는 것을 말한다.

17 ② 권한의 위임은 상부에서 하부로 연쇄적으로 이루어지는 것이며, 위임은 두 명의 상사가 함께하는 것은 비효과적이다.

18 근접효과 … 능력평가를 하고 난 후 곧바로 업적평가를 하게 되면 상당한 시간이 경과해서 평가하는 것보다 유사한 평가결과가 나올 가능성이 있다. 즉 시간적으로 근접해 있으면 앞의 결과가 영향을 받기 쉽게 되는 것이다. 이처럼 인사평가표상에서 근접해 있는 평가요소의 평가결과나 특정 평가 시간 내에서의 평가요소 간의 평가결과가 유사하게 되는 경향을 말한다.

정답 및 해설 16.⑤ 17.② 18.②

19 다음 중 민츠버그의 관리자 역할 중 기업가 역할은?

① 조직의 대표자로서의 역할

② 노조와 협상하는 역할

③ 외부인과의 관계 유지 역할

④ 조직의 성과를 외부에 알리는 역할

⑤ 정보에 의거하여 조직의 사업을 추진하는 역할

20 다음 중 간호인력수요 측정에 영향을 주는 요인에 해당하는 것으로 옳은 것은?

> ㉠ 직무분석
> ㉡ 간호전달체계
> ㉢ 다른 부서의 지원
> ㉣ 환자의 중증도

① ㉠㉡㉢

② ㉠㉢

③ ㉡㉣

④ ㉣

⑤ ㉠㉡㉢㉣

19 **기업가로서의 역할**… 조직성과를 높일 수 있는 새로운 사업기획, 아이디어, 프로젝트를 제안하고 개발하는 역할을 말한다.
  ① 대표자로서의 역할
  ② 협상자로서의 역할
  ③ 연락자로서의 역할
  ④ 대변자로서의 역할

20 필요한 간호인력수요 결정에 영향을 주는 요인으로는 많은 변수가 함께 고려되며 직무분석, 간호전달체계, 간호부서의 철학 및 목적, 다양한 환자, 환경적 요인, 시설, 환자 침상수, 공급과 장비의 유효성, 다른 부서로부터의 지원, 간호요원의 수준, 예산, 근무스케줄 등이 해당한다.

정답 및 해설 19.⑤ 20.⑤

1 간호관리자로서 안전관리상 특별히 더 관심을 기울여야 할 대상이 아닌 것은?

① 건망증 증상을 보이는 환자

② 감정변화로 판단력이 부족한 환자

③ 노숙하다가 응급실에 실려 온 무연고 환자

④ 의료인에 대해 협조를 거부하고 있는 환자

2 통제활동의 기준이 될 수 있는 것을 모두 고르면?

> ㉠ 간호실무표준
> ㉡ 편성된 부서예산
> ㉢ 목표관리에 의해 설정된 목표
> ㉣ 업무의 위임 정도

① ㉠, ㉢

② ㉡, ㉣

③ ㉠, ㉡, ㉢

④ ㉠, ㉡, ㉢, ㉣

3 S병원의 흉부외과 병동은 올해 초에 목표로 세운 성과를 달성하기 어려운 상태이다. 이에 간호관리자는 리더십의 기본 전략을 변혁적 리더십으로 전환하려고 한다. 이 간호관리자가 발휘할 리더십의 특성으로 옳은 것은?

① 구성원의 가치, 신념, 욕구체계를 변화시켜 조직의 성과를 제고한다.

② 생산의 질 향상, 생산비 절감, 매출 증대 등 가시적인 결과를 추구한다.

③ 리더가 구성원에게 직접적인 영향력을 행사하여 구성원들의 추종을 유도한다.

④ 구성원의 과업 목표와 역할에 대하여 설명해 주고, 목표 달성시의 보상을 알려주어 동기를 부여한다.

---

1 건망증 증상을 보이는 환자, 감정변화로 판단력이 부족한 환자, 의료인에 대한 협조를 거부하고 있는 환자는 인지 부족, 잘못된 판단, 돌발행동 등으로 안전관리상 위험요소가 될 수 있다. 반면 노숙 중에 응급실에 실려 온 무연고 환자의 경우 안전관리상 특별히 더 관심을 기울여야 할 대상으로 거리가 멀다.

2 간호실무표준, 편성된 예산, 설정된 목표 등은 통제활동의 기준이 될 수 있지만, 상황에 따라 유동적인 업무의 위임 정도는 통제활동의 기준으로 삼기 적절하지 않다.

3 변혁적 리더십이란, 구성원들이 리더에 대한 신뢰를 갖도록 하는 카리스마는 물론, 조직변화의 필요성을 감지하여 변화를 이끌어 낼 수 있는 비전을 제시할 수 있는 능력이 요구되는 리더십이다.
　① 목표로 세운 성과 달성이 어려운 상황에서 조직변화의 필요성을 감지하고 목표 달성을 위해 구성원들을 변화시켜 조직의 성과를 제고할 수 있다.

정답 및 해설 1.③ 2.③ 3.①

4 다음의 의사소통 네트워크와 조직행위에 대한 설명 중 옳지 않은 것은?

① 사슬형(chain type) - 조직 내 비슷한 사람 간에 이루어지기 보다는 주로 조직에 공식적인 권한체계가 명확히 정해져 있어 이 경로에 따라 의사소통이 이루어진다.

② 완전연결형(all-channel type) - 팀 내 리더가 없거나 공식적인 구조가 없어 구성원 누구라도 의사소통을 주도할 수 있다.

③ Y형(Y type) - 팀 내에 강력한 중심적 리더가 존재할 때 형성되며, 이 경우 의사소통이 그 리더에게 집중된다.

④ 원형(circle type) - 집단 구성원간에 서열이나 지위가 확실히 드러나지 않고 거의 동등한 입장에서 의사소통을 하는 경우로 위원회나 태스크포스 조직에서 흔히 형성된다.

5 의료의 질향상을 위한 접근 방법 중 카플란과 노턴이 제안한 것으로 조직의 성과관리시스템을 재무적, 고객, 내부 비지니스 프로세스, 학습과 성장의 4가지 관점으로 현재 성과를 모니터링하는 방법은?

① QA(quality assurance)

② Six Sigma

③ ABM(activity-based management)

④ BSC(balanced score card)

6 간호기록에 대한 설명으로 옳은 것은?

① 실제로 수행한 업무는 기록을 빠뜨렸더라도 법적으로 인정받을 수 있다.

② 환자의 호소가 근거가 없어 보일 경우 '환자의 호소가 근거 없음'이라고 기록한다.

③ 환자의 호소를 기록하지 않아 환자에게 해를 끼친 경우는 과오라고 할 수 있다.

④ 증인이 필요한 경우를 대비하여 다른 환자의 실명을 기록에 남겨 둔다.

7 한국간호사 윤리강령 3차 개정 시 수정된 내용으로 옳은 것은?

① 실제적으로 가능한 최고수준의 간호를 제공하며 간호에 대한 개별적인 판단이나 행위에 책임을 진다.

② 대상자의 안전과 건강을 유지하고 증진하는데 필요한 생태학적, 사회경제적 환경을 향상시킨다.

③ 간호와 관련된 모든 협동자의 고유한 역할을 존중하며 협조한다.

④ 대상자를 간호의 동반자로 인정하고 간호의 전 과정에 참여시킨다.

---

4 ③ 팀 내에 강력한 중심적 리더가 존재할 때 형성되는 의사소통 네트워크는 수레바퀴형이다. Y형 네트워크는 권한 계층에 따른 소통이 중시된다.

5 BSC(Balanced Score Card) ··· 1990년대 초반 하버드 비즈니스 스쿨의 카플란과 노턴 교수에 의해 창안되었다. 기존의 성과지표들이 주로 재무적인 분야에 초점을 맞추고 있는 데 비해 BSC는 성과지표를 재무, 고객, 내부 프로세스, 학습 및 성장 관점의 4가지 관점으로 균형 있게 선정하고 그 지표들 간의 인과관계를 파악하여 strategy map으로 구성한다.

6 간호기록이란 간호사의 책임하에 기재하는 공적인 환자개인의 기록이다. 간호활동과정에서 발생한 여러 가지 정보로, 입원 시의 환자사정에서부터 간호진단, 간호수행, 간호에 대한 환자의 반응 등을 조직적이고 체계적으로 기록한 문서라고 할 수 있다.
① 기록된 내용만이 법적인 근거가 된다.
② 사실이나 관찰한 것만을 기록한다.
④ 다른 환자의 실명은 남기지 않는다.

7 한국간호사 윤리강령은 1972년 5월 12일 제정되어 1983년, 1995년, 2006년, 2013년까지 총 4회 개정되었다.
④ 알 권리와 자기결정권 존중에 관한 내용인 '간호사는 간호대상자를 간호의 전 과정에 참여시키며, 충분한 정보 제공과 설명으로 간호대상자가 스스로 의사결정을 하도록 돕는다.'는 3차 개정 시 수정된 내용이다.

정답 및 해설 4.③ 5.④ 6.③ 7.④

8 다음에 제시된 사례에서 담당간호사의 윤리적 결정이 정당화되기 위한 조건이 아닌 것은?

> 뇌졸중으로 입원한 72세의 박 씨는 억제대를 사용하고 있다. 박 씨는 이러한 억제대로 인해 자존감이 저하되고, 자신은 마치 감옥에 있는 것과 같으며 사고발생 시 도피할 수 없다고 두려워하였다. 그럼에도 불구하고 담당간호사는 환자를 위해 억제대를 계속해서 사용해야 한다고 주장하였다.

① 대상자를 제지하지 않으면 반드시 손상을 입을 수 있는 경우 – '해의 조건'
② 해악과 이득이 공존하는 상황에서 대상자의 자율적 선택보다 더 큰 이익을 분배하는 경우 – '정의의 조건'
③ 어떤 상황 하에서 그 대상자가 관련되는 정보를 전혀 모르거나 합리적 사고 능력에 장애가 있을 경우 – '자율성의 조건'
④ 대상자가 합리적인 사고능력이 회복되거나 좀 더 많은 지식을 가지게 될 경우 현재의 제재결정을 시인할 것이라고 합리적으로 생각되는 경우 – '승인의 조건'

9 임파워먼트(empowerment)의 개념과 특성에 대한 설명으로 거리가 먼 것은?

① 임파워먼트는 인간본성에 대한 Y이론적 인간관을 기초로 한다.
② 임파워먼트는 협동, 나눔 등으로 권력을 발전시킨다.
③ 임파워먼트는 권력의 중앙화를 꾀한다.
④ 임파워먼트는 개인, 집단 및 조직의 세 수준이 상호작용하는 변혁과정이다.

10 다음에 제시된 사례에서 김 간호사와 관련된 사항으로 적절하지 않은 것은?

> 환자는 수술을 받은 후 마취회복 담당의사로부터 마취회복처치를 받고 회복실로 이송되었고, 의사는 환자의 의식회복을 확인하지 않은 상태에서 그 장소를 떠났다. 그런데 간호조무사가 환자에게 부착된 심전도기를 떼어버렸고, 이후 환자에게 심실부정맥이 발생하였다. 회복실 내에 있던 김 간호사는 이를 미처 발견하지 못하고 방치하여 환자는 사망하였다.

① 나쁜 결과가 발생하지 않도록 의식을 집중할 의무이다.
② 민사상의 책임과 별도로 형사상의 책임을 진다.
③ 결과 예견의무와 결과 회피의무의 이중적 구조로 구성된다.
④ 과실의 유무 판단은 일반인의 주의정도를 의미한다.

8 ② 제시된 사례에서 담당간호사의 윤리적 결정이 정당화되기 위해서는 윤리적 원칙 중 생명보호의 원칙, 최소해악의 원칙, 삶의 질의 원칙 등이 고려되어야 한다.

9 ③ 임파워먼트는 '권한부여', '권한이양'으로 권력의 분권화를 꾀한다.

10 ④ 의료사고에 있어 과실의 유무를 판단하기 위해서는 같은 업무와 직무에 종사하는 일반적 보통인의 주의정도를 표준으로 하고 사고 당시의 일반적인 의학의 수준과 의료 환경 및 조건, 의료행위의 특수성 등이 고려되어야 한다.

정답 및 해설 8.② 9.③ 10.④

11 민츠버그(Mintzberg)의 관리자 역할과 그 예가 바르게 연결된 것은?

① 대표자 역할 – 구성원들과의 단체교섭, 노사협정
② 지도자 역할 – 구성원의 선발 및 배치, 교육, 훈련, 승진 및 보상, 제재
③ 대변인 역할 – 방문자의 접견, 의식행사의 주관
④ 협상자 역할 – 화재나 사고 등의 문제발생 시 해결방안 수립 및 실행

12 관리의 목표를 극대화하기 위해서 고려해야 할 요소에 대한 설명으로 옳은 것은?

① 효과성과 효율성은 상호대체적인 개념이다.
② 효율성은 조직의 목적 달성에 관련된 개념으로 결과를 극대화할 때 상승한다.
③ 효과성은 목적을 달성하기 위해 자원을 생산적으로 사용했는가를 측정하는 개념이다.
④ 생산성은 사용된 투입자원에 대해 얼마의 생산을 이루었느냐 하는 경영성과를 측정하는 지표이다.

13 최 간호관리자는 상위기관으로부터 차기년도 가정간호사업 계획안을 제출하라는 지시를 받고 준비 중에 있다. 효율적인 사업계획안을 작성하기 위해 최 간호관리자가 고려해야 할 원칙으로 가장 적절하지 않은 것은?

① 간호사의 행동통일을 기하도록 개별적인 노력을 통합하여 작성하여야 한다.
② 현재 사용가능한 자원을 최대한 활용하고 새로운 자원은 최소화하여야 한다.
③ 간호조직의 공동목적을 달성할 수 있도록 계획안을 작성하여야 한다.
④ 계획안을 작성할 때 가장 큰 것으로부터 시작하여 구체화 과정을 통해 연차적으로 파생하여야 한다.

14 다음 목적을 갖는 직무관리 활동으로 옳은 것은?

> • 권한과 책임의 한계를 명확히 한다.
> • 합리적 채용, 배치, 승진 등의 기초자료를 제공한다.
> • 인사고과와 업무개선을 위한 기초자료를 제공한다.
> • 임금결정, 안전관리, 작업조건개선의 기초자료로 활용한다.

① 직무설계

② 직무분석

③ 직무기술

④ 직무평가

---

11 ① 교섭자의 역할
③ 대표자의 역할
④ 분쟁 조정자의 역할
※ 민츠버그가 주장한 관리자의 10가지 역할
   ⊙ 대인 관계적 역할 : 상징적 대표자의 역할, 지도자의 역할, 연락자의 역할
   ⓒ 정보 관리적 역할 : 청취자의 역할, 전파자의 역할, 대변자의 역할
   ⓒ 의사 결정적 역할 : 기업가의 역할, 분쟁 조정자의 역할, 자원 배분자의 역할, 교섭자의 역할

12 효과성과 효율성
   ⊙ 효율성 : 최소 자원의 투입으로 최대의 건강수준을 얻을 수 있는 정도
   ⓒ 효과성 : 건강수준의 향상에 기여한다고 인정된 의료서비스 수행의 정도

13 ① 개별적인 노력을 통합하여 작성하기보다는 공동목적 달성을 위한 간호사 행동통일의 포괄적인 가이드라인을 작성하는 것이 적절하다.

14 직부분석은 작업 내용, 책임, 일의 난이도, 그 일을 하는 데 필요한 경비, 능률 등을 밝히는 것을 말한다.

정답 및 해설   11.②   12.④   13.①   14.②

15 강제배분법에 의해서 최소화시킬 수 있는 평가오류 유형으로만 묶은 것은?

① 중심화 경향(central tendency), 논리적 오류(logical error)

② 혼효과(horns effect), 근접 오류(recency error)

③ 후광효과(halo effect), 논리적 오류(logical error)

④ 중심화 경향(central tendency), 관대화 경향(leniency tendency)

16 조직구조의 구성요인 중 조직 내에 존재하는 분화의 정도를 이르는 말로 수평적 분화, 수직적 분화, 공간적 분산 등을 포함하는 개념은?

① 복잡성
② 공식화
③ 계층화
④ 집권화

17 계획적 조직변화를 위한 전략 중 인간관계를 중요한 수단으로 하며, 정보를 제공하고 구성원들의 가치관과 태도변화에 주안점을 두는 전략은?

① 경험적 – 합리적 전략(empirical-rational strategy)

② 규범적 – 재교육 전략(normative-reeducative strategy)

③ 권력 – 강제적 전략(power-coercive strategy)

④ 동지적 전략(fellowship strategy)

18 간호수가 산정방법에 대한 설명으로 옳지 않은 것은?

① 가정간호수가는 총비용을 총 방문수로 나누어 환자 1인당 방문당 수가를 산출하는 방문당 수가 방법이다.

② 장기요양보험의 시설수가는 환자 중증도에 따른 분류군별로 각각 다르게 수가를 산정하는 방법이다.

③ 병원 입원환자에게 적용되는 간호관리료는 일당수가제(per-diem) 방법으로서 현재 6등급으로 운영되고 있다.

④ 진단명 기준 환자군(DRG)별 포괄수가는 진단명에 따른 자원소모량을 파악하여 수가를 산정하는 방법이다.

---

15 강제배분법 … 근무성적평정 등에서 평정 결과의 분포가 평균에 과도하게 집중되거나 관대화되는 것을 막기 위해 성적 분포의 비율을 정해 놓고 평정하는 방법을 말한다. 분포 비율이 정상분포곡선을 이루도록 배분하는 것이 일반적이다.

16 조직구조의 구성요인
  ㉠ 복잡성 : 조직 내에 존재하는 분화의 정도
   • 수평적 분화
   • 수직적 분화
   • 지역적 분산
  ㉡ 공식화 : 조직의 업무가 표준화되어 있는 정도
  ㉢ 집권화와 분권화

17 ② 규범적-재교육 전략은 자발적으로 새로운 것을 받아들이고 운영하도록 정보를 제공하고 구성원들의 가치관과 태도변화에 주안점을 두는 전략이다.
  ※ Chin과 Benne의 접근전략
   ㉠ 합리적-경험적 접근방식
   ㉡ 규범적-재교육적 접근방식
   ㉢ 권력적-강제적 접근방식

18 ③ 간호관리료는 7등급으로 운영되고 있다.

정답 및 해설 15.④ 16.① 17.② 18.③

19 협상은 크게 분배적 협상과 통합적 협상으로 구분한다. 통합적 협상에 대한 설명으로 옳지 않은 것은?

① 당사자들의 이해를 조화시킴으로써 더 큰 공동이익을 도출해 내려는 협상전략이다.
② 협상 당사자간에 나누어 가질 수 있는 자원의 크기가 변동 가능하다고 가정한다.
③ 'I win-you win' 혹은 상호이익 협상을 추구한다.
④ 제로섬(zero-sum) 방식으로 협상을 진행한다.

20 K병원 외과병동에 근무하는 간호사들은 허쉬와 블랜차드의 리더십이론에서 제시한 구성원 성숙도(Maturity)가 최저인 1단계(M1)에 놓여 있다. 이 병동에 적합한 간호관리자의 리더십 유형은?

① 높은 과업지향성과 낮은 관계지향성
② 높은 과업지향성과 높은 관계지향성
③ 낮은 과업지향성과 낮은 관계지향성
④ 낮은 과업지향성과 높은 관계지향성

19 ④ 통합적 협상은 모두에게 이익이 되는 공통의 관심사에 대하여 협상하는 것으로 상호이익협상이라고도 한다. 한쪽의 이익이 곧 다른 쪽의 손실이 되는 제로섬 방식은 통합적 협상과 거리가 멀다.

20 허쉬-블랜차드 모델

구성원	지도자	리더십 유형
M1(낮은 동기, 낮은 능력)	Q1(높은 과업행위, 낮은 관계성 행위)	지시형 리더십
M2(높은 동기, 낮은 능력)	Q2(높은 과업행위, 높은 관계성 행위)	지도형 리더십
M3(높은 능력, 낮은 동기)	Q3(낮은 과업행위, 높은 관계성 행위)	지원형 리더십
M4(높은 능력, 높은 동기)	Q4(낮은 과업행위, 낮은 관계성 행위)	위임형 리더십

정답 및 해설 19.④ 20.①

1 관리의 기능에 대한 설명으로 옳지 않은 것은?

① 조직 – 조직의 목표를 싱취할 수 있도록 구성원들의 업무, 권한, 자원 등을 배당하는 과정이다.

② 통제 – 조직 목표 달성을 위한 활동이 계획대로 진행되고 있는지 확인하고 피드백을 통해 교정하는 과정이다.

③ 인사 – 조직 목표 달성을 위해 리더십을 발휘하고 직원들에게 동기를 부여하는 과정이다.

④ 기획 – 조직의 목표를 설정하고 이를 효율적으로 달성하기 위한 구체적인 행동방안을 선택하는 과정이다.

2 과학적 관리론에 대한 설명으로 옳은 것은?

① 시간-동작 분석 등을 근거로 한 업무의 표준화에 관심을 둔다.

② 행정조직의 합목적적이고 효과적인 관리의 원리를 발견하는데 관심을 둔다.

③ 조직의 효율성을 높이기 위한 조직과 상황간의 적합, 부적합관계를 규명한다.

④ 합법적 권한에 근거한 권력을 강조하고, 공식적인 규칙의 제정과 준수를 중요시한다.

3 효율적인 조직 운영을 위한 목표관리(Management By Objectives) 기법에 관한 설명으로 옳지 않은 것은?

① 이론적 배경은 Y이론과 목표설정 이론에서 찾을 수 있다.
② 개인의 능력발휘와 책임소재를 명확히 하고 자기를 통제하는 과정으로 과정지향적 목표가 특징이다.
③ 성공적이기 위해서는 구성원의 참여, 목표의 구체성, 업적측정의 가능성이 갖추어져야 한다.
④ 목표의 달성도를 측정·평가하여 피드백을 통해 조직운영 활동을 강화한다.

---

1 ③ 인사(人事)란 구성원 각자의 능력을 최대로 발휘하여 좋은 성과를 거두도록 관리하는 일을 말한다. 즉, 조직이 보유한 인적자원을 효율적으로 이용하기 위해 수행하는 일련의 계획적 시책이다.

2 과학적 관리론은 절약과 능률을 중요한 가치로 삼고 효율성과 생산성을 향상시키는 데 중점을 둔 고전적 관리이론이다.
  ① F. W. 테일러의 시간-동작 연구는 작업을 수행하는 데 필요한 시간과 동작을 측정하여 개인 종업원의 생산성을 평가하기 위한 관리표준을 만들기 위한 것으로 그의 저서 「과학적 관리법」에서 주창되었다.

3 ② MBO는 능률과 성과를 중시하는 결과지향의 목표가 특징이다.
  ※ 목표관리의 특징
    ㉠ 명확한 목표설정과 책임한계의 규정
    ㉡ 참여와 상하협조
    ㉢ 피드백의 개선을 통한 관리계획의 개선
    ㉣ 조직참여자의 동기유발

정답 및 해설 1.③ 2.① 3.②

4 간호수가에 대한 설명으로 옳지 않은 것은?

① 자원기준 상대가치체계는 투입되는 자원의 상대적 가치에 의해 수가를 산정한다.

② 간호수가는 간호행위의 대가로 지불을 청구할 수 있는 금액을 의미한다.

③ 행위별 수가제는 간호서비스 항목별로 수가를 산정한다.

④ 포괄수가제는 개별 환자에게 실제 투입된 자원의 양에 기초하여 수가를 산정한다.

5 직무설계 방법에 대한 설명으로 옳지 않은 것은?

① 직무 단순화는 한 사람이 담당할 과업 수를 줄이는 것이다.

② 직무 순환은 한 직무에서 다른 직무로 순환하는 것이다.

③ 직무 충실화는 자주성, 성취감 등을 높일 수 있도록 직무를 수직적으로 확대하는 것이다.

④ 직무 특성화는 여러 과업을 묶어 직무의 영역을 넓히는 것이다.

6 조직 구조에 대한 설명으로 옳지 않은 것은?

① 조직이 잘 설계되었는가의 여부는 조직구조의 특성과 상황변수의 적합성에 따라 달라진다.

② 정해진 방법에 따라 반복적으로 수행되는 업무의 경우, 낮은 수준의 공식화가 요구된다.

③ 안정된 환경에서는 조직의 효율성과 합리성을 높일 수 있는 기계적 구조가 적합하며, 동태적 환경에서는 환경변화에 대한 적응력을 높일 수 있는 유기적 구조가 적합하다.

④ 조직 구조 설계에 고려해야 할 변수는 조직이 처한 환경의 특성, 보유하고 있는 기술의 특성, 전략, 조직의 규모 등이다.

7 직무 평가 방법에 대한 설명으로 옳지 않은 것은?

① 서열법은 가장 오래되고 전통적인 직무평가 방법이다.

② 요소비교법은 조직 내의 모든 직무를 확인하고 분류하여 유사한 직무를 같은 등급으로 묶는 방법이다.

③ 점수법은 직무를 계량화하는 방법 중 하나로 직무의 중요성을 화폐단위로 표시하는 방법이다.

④ 서열법은 조직 내의 각 직무를 최상위부터 최하위까지 비교, 평가하여 순위별로 계층화하는 방법이다.

---

4 ④ 포괄수가제는 개별 환자에게 실제 투입된 의료 서비스의 종류나 양에 관계없이 어떤 질병의 진료를 위해 입원했었는가에 따라 사전에 책정된 진료비를 의료기관에 지급하는 제도이다.

5 ④ 보다 넓은 과업 범위를 가진 직무에 몇몇 직무들을 결합시켜 직무의 영역을 넓히는 것은 직무 확장이다.

6 ② 정해진 방법에 따라 반복적으로 수행되는 업무의 경우, 높은 수준의 공식화가 요구된다.

7 ② 요소비교법은 직무를 몇 개의 중요 요소로 나누고 이 요소를 기준직위의 평가 요소와 비교하여 평가하는 직무 평가 방법이다.

8 관리자가 부하직원의 직무수행을 평가하는 과정에서 발생할 수 있는 혼 효과(horn effect)에 대한 설명으로 옳은 것은?

① 평가자의 평점이 모두 중간치에 집중하는 심리적 경향으로 아주 높은 평점이나 아주 낮은 평점을 피하는 경우

② 평가자가 지나치게 비평적이어서 피평가자의 실제 능력보다 더 낮게 평가되는 경우

③ 피평가자가 거둔 실적과 상관없이 대부분의 피평가자에게 좋은 평점을 주려는 경우

④ 어떤 평가자가 다른 평가자보다 언제나 후한 점수 또는 나쁜 점수를 주는 경우

9 권한의 위임(delegation)에 대한 설명으로 옳은 것만을 모두 고른 것은?

> ㉠ 관리자들의 효과적인 시간 관리를 돕는다.
> ㉡ 부하 직원들의 경험과 잠재력을 개발할 수 있다.
> ㉢ 사안이 중요할수록 위임의 정도가 높아진다.
> ㉣ 조직 구조의 분산으로 조직 전체의 비용이 증가한다.

① ㉠, ㉡

② ㉠, ㉢

③ ㉠, ㉡, ㉢

④ ㉠, ㉡, ㉣

10 동기부여 이론에 따른 관리 전략으로 옳지 않은 것은?

① 기대 이론 – 개개인의 독특성을 고려하여 구성원의 욕구유형에 알맞는 직무에 배치한다.

② 욕구단계 이론 – 구성원의 하위욕구를 충족시켜 준 후에 상위욕구를 충족시킬 수 있는 기회를 제공한다.

③ 동기–위생 이론 – 위생요인을 개선시켜 불만족을 예방할 뿐만 아니라 직무 만족을 높이기 위해서 동기요인을 개선시킨다.

④ 공정성 이론 – 구성원의 업무성과에 대한 평가를 공정하게 하고 성과와 보상이 합치될 수 있도록 노력한다.

---

8 혼 효과(horn effect)는 평가에 있어 대상의 단점이 눈에 띄면 그것을 그 대상의 전부로 인식하는 현상으로, 평가자가 지나치게 비평적이어서 피평가자의 실제 능력보다 더 낮게 평가되는 경우가 많다.

9 ⓒ 효율적인 권한위임을 위해서는 일의 중요도와 시급성을 고려해야 한다. 사안이 중요할수록 위임의 정도는 낮아진다.

10 ① 기대 이론은 구성원이 어떤 행동을 할 때, 노력의 정도에 따른 결과를 기대하게 되며 그 기대를 실현하기 위해 어떤 행동을 결정한다는 동기부여 이론이다. 동기부여 이론에 따른 관리 전략으로는 개개인의 선호에 따른 기대, 수단, 유인가를 통해 동기를 높이고 적절한 보상을 제공하는 것이 필요하다.

정답 및 해설 8.② 9.④ 10.①

11 행동이론 중 리더십 유형에 대한 설명으로 옳은 것만을 모두 고른 것은?

> ㉠ 전제형 지도자는 집단에 대해 강한 통제를 가한다.
> ㉡ 민주형 지도자는 상의하달과 하의상달 의사소통을 자유롭게 허용한다.
> ㉢ 자유방임형 지도자는 허용적이고 통제가 거의 없다.
> ㉣ 민주형 지도자는 직위의 차이를 강조한다.

① ㉠, ㉡, ㉢
② ㉠, ㉡
③ ㉠, ㉢
④ ㉠, ㉡, ㉢, ㉣

12 E. Locke의 목표설정 이론에 대한 설명으로 옳지 않은 것은?

① 구체적인 목표가 일반적인 목표보다 높은 성과를 가져온다.
② 목표달성에 대한 피드백 제공과 보상이 동기부여에 중요하다.
③ 다소 어려운 목표보다는 쉬운 목표가 높은 성과를 가져온다.
④ 목표에 대한 구성원의 수용성이 높을수록 높은 성과를 가져온다.

13 간호의 질 평가방법 중 과정적 평가 항목에 해당하는 것은?

① 간호사는 직무에 어느 정도 만족하는가?
② 적정 간호 인력이 배치되어 있는가?
③ 병동에 안전관리 매뉴얼이 비치되어 있는가?
④ 간호사는 투약시 다섯가지 기본 규칙(5 Rights)을 올바르게 지켰는가?

14 총체적 질 관리(Total Quality Management)에 대한 설명으로 옳지 않은 것은?

① 지속적인 질 향상을 도모한다.

② 환자를 포함한 모든 고객의 서비스를 개선한다.

③ 문제의 발견과 해결을 목적으로 한다.

④ 임상 및 비임상을 포함한 조직 전반을 대상으로 한다.

---

11 ② 직위의 차이를 강조하는 것은 전제형 지도자의 특징이다.

※ **지도자의 유형**

ㄱ 전제(독재)형 지도자

ㄴ 자유방임형 지도자

ㄷ 민주형 지도자

12 ② 목표설정 이론은 목표를 달성하려는 의도가 동기부여에 있어 근원이 된다는 이론으로, 피드백 제공과 보상 보다는 개인이 의식적으로 얻으려고 설정한 목표 자체가 동기와 행동에 영향을 미친다고 주장한다.

13 ① 결과적 평가

②③ 구조적 평가

※ **평가의 유형**

ㄱ **구조적 평가** : 간호가 제공되는 구조에 초점

ㄴ **과정적 평가** : 건강제공자의 활동에 초점

ㄷ **결과적 평가** : 대상자의 건강상태와 간호결과에 대한 대상자의 만족에 초점

14 ③ 총체적 질 관리는 조직의 생산성과 효율성을 제고시키고 고객의 욕구와 기대를 충족하는 것을 목적으로 한다.

정답 및 해설 **11.**① **12.**② **13.**④ **14.**③

15 조직에서 시행되는 교육훈련 프로그램에 대한 설명으로 옳지 않은 것은?

① 프리셉터십(preceptorship)은 숙련된 간호사가 학습자와의 1 : 1 상호작용을 통해 간호실무 능력을 지도, 감독, 평가하는 것이다.

② 유도 훈련(induction training)은 신규간호사가 특정 간호 단위의 업무를 습득하는데 목적을 둔다.

③ 인턴십(internship)은 졸업예정자들이 졸업 후 임상에서 간호사로서 독립적인 역할을 담당하도록 도움을 준다.

④ 멘토(mentor)제도는 경험이 많은 연장자가 조직의 후진들에게 역할 모델(role model)이 되고 경력계획, 심리적 지원 등을 제공하는 것이다.

16 간호단위에서 환자분류체계를 활용함으로써 얻을 수 있는 이점이 아닌 것은?

① 환자 안전사고 보고의 용이

② 적정 간호인력 배치

③ 환자 간호요구도 측정

④ 차등화된 간호수가 산정

17 임상에서 사전 동의가 타당성을 인정받기 위한 조건으로 옳지 않은 것은?

① 대상자가 정보를 이해하고 결정할 수 있는 의사결정능력이 있어야 한다.

② 의료인은 관련되는 실제적인 정보와 계획을 대상자가 이해할 수 있도록 전달해야 한다.

③ 설득이나 조종의 방법에 의해서 의료인의 의도와 목적에 맞게 충분한 정보를 제공해야 한다.

④ 대상자가 특정 계획을 결정하고 선택하였으며 의료인이 그 결정을 인정하는 소정의 절차를 통하여 대상자의 결정을 객관화해야 한다.

18 간호과오가 불법행위책임을 발생시키는데 필요한 요건이 아닌 것은?

① 간호 행위의 결과가 위법한 것이어서 법률상 비난받는 것임을 인식하는 정신능력이 있어야 한다.

② 간호 행위와 발생된 손해 간에 인과관계가 성립되어야 한다.

③ 간호 행위가 사회가 보호하는 권리를 침해하는 것이어야 한다.

④ 환자에게 손해가 발생하는 것을 알면서도 이를 시행한 고의가 증명되어야 한다.

---

15 유도 훈련(induction training)은 예비교육의 첫 과정으로, 신규간호사가 새로운 환경에 적응할 수 있도록 정보를 제공하고 훈련시키는 것에 목적을 둔다.

16 환자분류체계(PCS)는 상병·시술·기능상태 등을 이용해 외래나 입원환자를 자원소모나 임상적 측면에서 유사 그룹으로 분류하는 시스템으로, 적정 간호인력 배치, 환자 간호요구도 측정, 차등화된 간호수가 산정 등의 이점이 있다.

17 ③ 임상에서 사전 동의가 타당성을 인정받기 위해서는 설득이나 조종의 방법으로 동의를 받아서는 안 되며, 의료인의 의도와 목적뿐 아니라 예상되는 결과와 부작용 등에 대해서도 충분한 정보를 제공해야 한다.

18 ④ 의료 행위 및 간호 행위는 전문적이고 기술적인 것이므로 고의를 입증하는 것이 거의 불가능하다. 따라서 고의의 증명은 불법행위책임을 발생시키는데 필요한 요건이 아니다.

정답 및 해설 15.② 16.① 17.③ 18.④

19 의료기관에서 마케팅 전략으로 '인터넷을 통한 환자 상담'이나 '진료시간의 연장' 등을 도입하기로 하였다. 이 방법에 해당하는 마케팅 전략은?

① 제품 전략
② 가격 전략
③ 유통경로 전략
④ 촉진 전략

20 노인요양시설에서 시행하고 있는 낙상 방지대책으로 옳지 않은 것은?

① 시야를 고려하여 창문을 낮게 한다.
② 변기나 욕조 주위에 손잡이를 설치한다.
③ 바닥에 물이나 미끄러운 용액이 있는지 자주 관찰한다.
④ 운반차로 환자 이동시 침대 난간을 올려 고정시킨다.

19 유통경로란 생산자의 제품이 최종 소비자에게로 효율적으로 전달되도록 하는 과정에 참여하는 일체의 상호의존적인 조직과 개인들의 집합체이다. 의료서비스를 제공하기 위한 인터넷 환경이나, 진료시간 연장 등은 유통경로 전략이라고 볼 수 있다.

20 ① 창문을 낮게 설치할 경우 낙상의 위험이 있다. 창문에는 낙상 방지용 창살을 설치하는 것이 효과적이다.

정답 및 해설 19.③ 20.①

1 관리와 리더십에 대한 설명으로 옳은 것은?

① 관리가 '사람'에 중점을 둔다면, 리더십은 '시스템과 구조'에 중점을 둔다.

② 관리는 공식적 조직에서 이루어지지만, 리더십은 비공식 조직에서도 발휘된다.

③ 관리는 조직이 원하는 미래 방향으로 구성원을 변화시키는 것이고, 리더십은 조직의 현재 목표를 성취하기 위해 책임을 갖는 것이다.

④ 관리는 다른 사람의 행동에 영향을 주는 능력이고, 리더십은 자원을 배분하고 이용하는 능력이다.

2 간호전달체계의 유형에 대한 설명으로 옳지 않은 것은?

① 기능적 분담법은 간호사 한 사람이 특정 유형의 업무들을 분담 받아 근무시간 동안에 수행하는 방법이다.

② 팀 간호법은 팀 리더를 중심으로 일정 수의 환자를 몇 명의 간호 인력이 공동으로 간호하는 방법이다.

③ 모듈법은 간호사 한 사람이 환자의 입원부터 퇴원까지 제공되는 모든 간호서비스에 책임을 지는 방법이다.

④ 사례관리는 주로 주임상경로(clinical pathway) 등을 적용하여 비용 효과적으로 간호하는 방법이다.

3 다음 글이 설명하는 기획의 원칙은?

> A병원 간호부는 신규 가정간호사업을 기획하고 있다. 간호부장은 이 계획안 실행에 차질이 생기지 않도록 해당 병동에 간호인력, 물품, 기자재, 시설, 예산 등을 사전에 검토하도록 지시하였다.

① 간결성의 원칙
② 필요성의 원칙
③ 계층화의 원칙
④ 포괄성의 원칙

---

1 관리란 사람과 기술로 복잡하게 얽혀 있는 체계를 유연하게 움직이도록 만드는 일련의 과정이며 관리의 주요 특성은 기획, 예산, 조직, 인사, 통제 및 문제 해결 등이다.
리더십이란 급변하는 경영 환경에 따라 조직을 새로 만들거나 바꾸어나가는 일련의 과정으로, 미래를 예측하고 조직원을 미래의 비전에 맞게 정렬시키며 어떠한 장애가 있더라도 그 비전을 성취하도록 그들을 잘 인도해 나가는 것이다.

2 모듈간호법은 팀 간호법의 변형된 형태로서, 팀 간호를 용이하게 하기 위하여 지역적 단위로 구성하는 방법을 말한다. 전문요원과 비전문요원이 함께 팀을 이룬다는 점에서 팀 간호와 유사하며, 환자의 입원에서 퇴원, 추후관리와 같은 문제로 재입원하게 되는 경우, 담당했던 간호사가 항상 간호를 맡는다는 점에서 일차 간호방법과 비슷하다. 하나의 모듈은 일정범위 내의 고정된 지리적 구역을 맡아 보통 한 모듈당 10~12명의 환자를 담당하고, 팀 구성원은 간호사, 간호조무사, 보조원 등이 된다.

3 ① 간결성의 원칙 : 기획은 가능한 한 난해하고 전문적인 용어는 피해야 한다.
② 필요성의 원칙 : 기획은 정당한 이유에 근거한 필요성이 있어야 한다.
③ 계층화의 원칙 : 기획은 가장 큰 것으로부터 시작하여 구체화 과정을 통해 연차적으로 기획을 파생시킨다. 기본 기획으로부터 여러 개의 구체화된 기획이 파생되는 현상을 기획의 계층화라고 한다.
④ 포괄성의 원칙 : 계획안의 수행 단계에서 인력, 장비, 시설, 물자, 예산 등의 부족으로 계획에 차질이 생기지 않도록, 사전에 포괄적인 검사가 이루어져야 한다.

정답 및 해설 1.② 2.③ 3.④

4 간호단위 관리자가 물품을 효과적으로 관리하기 위한 활동으로 옳지 않은 것은?

① 사용빈도가 높고, 소모량이 일정하며, 부피가 작은 물품은 정수보충방식으로 공급한다.

② 린넨은 간호단위별로 표준수량을 정하여 공급하며, 정기적으로 실사하여 손실량을 산정한다.

③ 사용빈도가 낮고, 유효기간이 경과하지 않은 여분의 물품은 구매처에 반납하거나 타부서에서 활용할 수 있도록 처리한다.

④ 물품의 기능을 분석하여 불필요한 기능은 제외하고, 가장 경제적인 기능과 가격의 물품을 찾는다.

5 응급실 대기시간 지연에 영향을 주는 측정 가능한 원인들을 빈도순으로 나열하고, 이러한 원인들 간의 상대적인 비중을 나타내는데 용이한 분석도구는?

① 흐름도(flow chart)

② 관리도(control chart)

③ 파레토 차트(Pareto chart)

④ 생선뼈 도형(fishbone diagram)

6 간호조직에서 관리자의 통솔범위가 넓어지는 경우로 옳지 않은 것은?

① 관리자의 기획 · 조정 기능이 많은 경우

② 조직 방침이 명확하게 교정되어있는 경우

③ 부하의 업무수행 결과에 대한 객관적 평가기준이 명확한 경우

④ 직무가 표준화되고 구조화되어 있는 경우

7 리더십의 특성과 상황적 변수를 연계시킨 피들러의 상황적합성이론에서 제시된 상황요소로 옳지 않은 것은?

① 과업구조
② 리더와 구성원의 관계
③ 구성원의 성숙도
④ 리더의 직위 권력

---

4 소모량이 많은 품목에 대해서는 안전재고량, 발주점, 경제적 주문량을 설정하여 자동구매하는 것이 좋다.

5 파레토 차트(그림)는 자료들이 어떤 범주에 속하는가를 나타내는 계수형 자료일 때, 각 범주에 대한 빈도를 막대의 높이로 나타낸 그림이다. 파레토 그림은 계수형 자료에 대한 히스토그램이라고 할 수 있다. 파레토 그림은 어떤 문제가 발생하였을 때 그 문제에 대한 현상이나 원인별로 분류하여 그 비중에 따라 차례대로 늘어놓아 그 크기를 막대그래프로 나타내어 무엇이 가장 문제인지를 찾을 수 있게 해주는 도구이다.

6 조직의 능률성을 확보하기 위해서는 상관이 부하를 효과적으로 통솔할 수 있도록 부하의 수를 일정한 한도로 제한할 필요가 있다. 계층제의 원리와 통솔의 범위는 상반 관계에 있다. 통솔의 범위를 좁게 하면 계층이 늘어나고, 계층 수를 적게 잡으면 통솔의 범위가 늘어난다. 통솔의 범위는 1) 직무가 단순하고 동질적인 것이냐 아니냐 하는 업무의 성질, 2) 새로 설치된 조직이냐 기존의 조직이냐 하는 시간적 요인, 3) 부하들이 지역적으로 어느 정도 분산되어 있느냐 하는 공간적 요인, 4) 통솔자 및 부하의 능력과 성격 등을 고려하여 정해야 한다.

7 리더십 상황요소 … 리더에게 호의적인가를 결정하는 리더십 상황은 3가지 요소로 결정되며, 상황의 호의성이란 리더로 하여금 구성원들에게 영향력을 행사할 수 있게 하는 정도를 말하는 것이다.
　㉠ 리더와 구성원의 관계(leader-members relations) : 리더에 대해 구성원이 가지고 있는 신뢰나 존경 정도, 구성원이 리더를 받아들이는 정도를 말한다.
　㉡ 과업구조(task structure) : 과업의 일상성 또는 복잡성을 뜻하는 것으로, 과업의 내용이 명백하고 목표가 뚜렷하거나 수행 절차가 항상 반복되면 과업의 구조화 정도가 높다고 할 수 있다.
　㉢ 리더의 직위권한(position power) : 리더의 직위가 구성원들로 하여금 명령을 받아들이도록 만들 수 있는 정도를 말한다. 권한과 상벌에 대한 결정권이 클수록 강하게 나타난다.

정답 및 해설 4.① 5.③ 6.① 7.③

8 의료법상 간호사의 면허의 취소 사유에 해당하는 것을 모두 고른 것은?

> ㉠ 면허자격 정지 처분을 2회 받은 경우
> ㉡ 면허증을 빌려준 경우
> ㉢ 향정신성의약품 중독자인 경우
> ㉣ 간호기록부를 허위로 작성한 경우

① ㉠㉡
② ㉡㉢
③ ㉢㉣
④ ㉠㉡㉢

9 다음 글에 해당하는 간호사의 법적 의무는?

> 간호사는 거동이 불편한 노인환자에게 처치를 하고나서 침상 난간을 올리지 않은 채 병실을 나갔다. 그 직후에 환자가 혼자 일어나려다가 낙상을 하여 골절상을 입었다.

① 사생활 보호 의무
② 주의 의무
③ 기록 보존의 의무
④ 비밀 유지의 의무

10 McClleland의 성취동기이론에 대한 설명으로 옳지 않은 것은?

① 높은 권력 욕구를 가진 사람은 영향력과 통제를 행사하는데 관심을 갖고 리더로 나서기를 원한다.

② 높은 성취 욕구를 가진 사람은 과업지향성, 결과에 대한 관심도 및 미래지향적 태도를 갖는다.

③ 높은 성취 욕구를 가진 사람은 조직이나 집단에 소속되기를 원하거나 다른 사람과 상호관계를 맺으려고 한다.

④ 높은 친교 욕구를 가진 사람은 존경받기 원하고, 집단의 규범에 반대되는 결정이나 행동을 피한다.

---

8 면허 취소 사유
- ㉠ 의료인 결격사유에 해당하게 된 경우(정신질환자, 마약·대마·향정신성의약품 중독자, 피성년후견인·피한정후견인, 의료 관련 법령을 위반하여 금고 이상의 형을 선고받고 그 형의 집행이 종료되지 아니하였거나 집행을 받지 아니하기로 확정되지 아니한 자)
- ㉡ 자격 정지 처분을 받은 자가 자격 정지 처분 기간 중에 의료행위를 하거나 3회 이상 자격 정지 처분을 받은 경우
- ㉢ 특정 지역이나 특정 업무 종사 면허 조건을 이행하지 아니한 경우
- ㉣ 면허증을 빌려준 경우
- ㉤ 일회용 주사 의료용품 재사용 금지를 위반하여 사람의 생명 또는 신체에 중대한 위해를 발생하게 한 경우

9 주의 의무란 의료(간호)행위 각 단계에서 환자에게 유해한 결과가 발생되지 않도록 의식을 집중할 의무를 말하며 이를 위반할 시에는 법률상 책임이 발생된다.

10 맥클리랜드는 작업 환경에는 세 가지 주요한 관련된 동기 또는 욕구가 있다고 주장을 하였다.
- ㉠ 성취욕구 : 어려운 일을 성취하려는 것, 물질·인간·사상을 지배하고 조종하고 관리하려는 것, 그러한 일을 신속히 그리고 독자적으로 해내려는 것, 스스로의 능력을 성공적으로 발휘함으로써 자긍심을 높이려는 것 등에 관한 욕구로 이러한 성취욕구가 강한 사람은 성공에 대한 강한 욕구를 가지고 있다. 또 그들은 책임을 적극적으로 수용하며, 행동에 대한 즉각적인 피드백을 선호함.
- ㉡ 권력욕구 : 높은 권력욕구를 가지고 있는 사람은 리더가 되어 남을 통제하는 위치에서는 것을 선호하며 타인들로 하여금 자기가 바라는 대로 행동하도록 강요하는 경향이 크다.
- ㉢ 친화욕구 : 친화욕구가 높은 사람은 다른 사람들과 좋은 관계를 유지하려고 노력하며 타인들에게 친절하고 동정심이 많고 타인을 도우며 즐겁게 살려고 하는 경향이 크다.

정답 및 해설   8.② 9.② 10.③

11 직무분석방법에 대한 설명으로 옳지 않은 것은?

① 작업표본방법은 분석자가 일정 기간동안 직원의 활동을 관찰하고 기록한 후 전체근무시간과 비교하여 각각의 일에 소요되는 시간을 계산하는 방법이다.

② 질문지법은 직원이 질문지에 업무 내용을 직접 기술, 응답하는 방법이다.

③ 면접법은 직무 담당자와 직접 면담을 통해 자료를 수집하는 방법이다.

④ 작업기록법은 조직목표 달성의 성패에 결정적인 역할을 한 사건을 중심으로 효과적인 행동 패턴을 분석하는 방법이다.

12 변혁적 리더십과 거래적 리더십에 대한 설명으로 옳지 않은 것은?

① 변혁적 리더십은 카리스마적 특성, 개별적 배려, 지적 자극 등의 특성을 지닌다.

② 거래적 리더십은 일반적으로 업무가 반복적이고, 기대된 성과를 측정할 수 있는 상황에서 효과적이다.

③ 변혁적 리더십은 보상에 대한 직접적인 영향력을 행사함으로써 구성원들의 성과를 이끌어낸다.

④ 거래적 리더십은 부하의 역할을 명확히 하며, 예외적 사건이 발생하였을 때 간섭한다.

13 통제관리 과정으로 옳은 것은?

① 표준설정 – 표준과 성과 비교 – 업무성과 측정 – 수정활동

② 업무성과측정 – 표준설정 – 표준과 성과비교 – 수정활동

③ 업무성과측정 – 표준과 성과비교 – 표준설정 – 수정활동

④ 표준설정 – 업무성과측정 – 표준과 성과 비교 – 수정활동

14 간호 사업의 질을 평가하기 위해 구조, 과정, 결과 측면의 접근법을 적용할 때, 결과적 평가지표에 해당하는 것은?

① 환자 대 간호사 비율
② 환자의 투약 순응도
③ 간호사의 전년도 실무교육 이수율
④ 간호기록 누락률

---

11 ④는 중요사건방법에 대한 설명이다.

12 변혁적 리더십은 카리스마와 개별적 배려, 지적자극을 통한 구성원들의 자아개념 자극하는 것으로 구성원들에 대한 높은 기대의 표현을 통하여, 구성원들의 성과를 이끌어낸다.
　　㉠ **카리스마** : 리더의 이상적인 공약, 구성원들에 대한 높은 기대감, 리더 자신의 확신감과 구성원들에 대한 리더의 신뢰감에 의해 형성되는 것으로 구성원들은 리더계획에 대한 강력한 지지와 몰입을 통해 리더와 자신 동일시 함.
　　㉡ **지적자극** : 부하들에게 문제점을 새로운 방식으로 보도록 시도하는 것으로 구성원은 스스로 문제에 대한 해결책을 탐구, 구성원들의 문제해결능력이 높아짐.
　　㉢ **개별적 배려** : 리더의 관심사항과 부하들의 관심사항을 공유하는 것으로 구성원들이 개인적 욕구를 스스로 확인하게 만들고, 보다 높은 차원의 욕구를 가질 수 있도록 함

13 통제관리과정은 성과를 측정하고 계획대로 되었는지 비교하고 계획이나 행동을 다시 피드백하는 것이다. 표준 설정 → 업무성과측정 → 표준과의 비교 → 수정행동 착수로 이어진다.

14 ㉠ **구조적 평가** : 어떤 상황에서 간호를 제공하고 있는가를 평가하는 것
　　　　예 정책, 절차, 직무 기술서, 컴퓨터 전산시스템의 이용, 환자의 응급호출벨 설치 여부 등
　　㉡ **과정적 평가** : 간호 과정의 운영을 측정하는 기준을 설정하여 그에 대한 평가 결과를 반영하는 것 즉, 간호사의 간호 활동을 평가하는 것
　　　　예 환자의 간호력 작성, 간호진단 실시, 목표 설정, 간호 계획의 신념화 등
　　㉢ **결과적 평가** : 간호 결과로 나타난 환자의 건강상태의 변화와 의료이용에 대한 만족도 등을 평가 하는 것 즉, 환자를 중심으로 세워진 목표들의 달성도를 판단하는 것

정답 및 해설 　11.④　12.③　13.④　14.②

15 다음 관리이론 중 가장 최근에 소개된 것은?

① 직무와 관련된 사회적 환경과 인간관계를 중시하는 이론

② 조직 구조 및 조직효과성에 영향을 미치는 상황요인을 규명하는 이론

③ 근로자의 효율성과 생산성을 향상시키기 위해 과학적 방법을 적용하는 이론

④ 생산성 향상을 위해 조직 내 인간행동에 영향을 미치는 요인을 규명하는 이론

16 의료법 시행규칙에 따라 간호기록부에 기록하여야 할 사항을 모두 고른 것은?

> ㉠ 진료시간에 관한 사항
> ㉡ 투약과 관한 사항
> ㉢ 처치에 관한 사항
> ㉣ 진단결과에 관한 사항

① ㉠㉡

② ㉠㉣

③ ㉡㉢

④ ㉢㉣

17 다음의 의사결정방식으로 기대할 수 있는 이점은?

> 병원 윤리위원회 위원장은 의료인의 연구 활동에 관한 표준 지침을 결정하기 위해 다양한 영역의 전문가로 구성된 병원윤리위원회 회의를 개최하였다.

① 의사 결정의 비용

② 의사 결정의 신속성

③ 의사 결정의 탄력성

④ 의사 결정의 수용성

15 ① 인간관계론(신고전기)과 관련된 설명
  ② 상황이론(현대기)에 관련된 설명
  ③ 과학적 관리론(고전기)과 관련된 설명
  ④ 인간관계론(신고전기)과 관련된 설명

16 간호기록부에 기록해야 할 의료행위에 관한 사항〈의료법 시행규칙 제14조(진료기록부 등의 기재 사항) 제3항〉
  ㉠ 간호를 받는 사람의 성명
  ㉡ 체온·맥박·호흡·혈압에 관한 사항
  ㉢ 투약에 관한 사항
  ㉣ 섭취 및 배설물에 관한 사항
  ㉤ 처치와 간호에 관한 사항
  ㉥ 간호 일시(日時)

17 집단적 결정 … 결정내용과 관련된 사람과 전문가를 참여시켜 결정하는 것으로 시간이 걸리지만 신중성이 있고, 질적인 면에서 전문성있고 타인에게 수용성이 높다.

정답 및 해설 15.② 16.③ 17.④

18 간호연구자가 피험자에게 사전동의 과정에서 설명해야 할 내용을 모두 고른 것은?

> ㉠ 연구 목적, 예상되는 참여기간, 연구절차
> ㉡ 피험자의 기록에 대한 비밀보장 정도
> ㉢ 연구 참여 도중 언제라도 자유롭게 참여중단이 가능하다는 사실
> ㉣ 연구 참여로 예상되는 이익

① ㉠㉡㉢
② ㉠㉢㉣
③ ㉡㉢㉣
④ ㉠㉡㉢㉣

19 직원 훈육의 효과를 높이기 위한 원칙으로 옳은 것은?

① 직원의 문제행동보다는 사람 자체에 초점을 둔다.
② 훈육규칙은 일관성 있게 적용하되, 개인의 상황에 따라 융통성 있게 대처한다.
③ 훈육은 충분한 시간을 갖고 천천히 처리한다.
④ 훈육은 공개적으로 시행하여 재발을 예방한다.

20 조직화 원리에 대한 설명으로 옳은 것은?

① 계층제의 원리 – 한 사람의 하위자는 한 사람의 직속 상사에게서 지시를 받아야 조직질서가 효과적으로 유지된다.

② 통솔범위의 원리 – 한 사람의 관리자가 통솔하는 직원의 수가 적을수록 조직의 계층 수는 줄어든다.

③ 분업 · 전문화의 원리 – 사람마다 성격과 능력에 차이가 있으므로 구성원에게 가능한 한 한가지의 주된 업무를 분담시킨다.

④ 명령통일의 원리 – 직위별로 권한과 책임의 정도를 등급화함으로써 명령계통과 지휘체계를 확립한다.

---

18 환자는 의료상의 자기의 진실을 알 권리가 있기 때문에, 의료인은 개개의 환자가 이해하고 납득하도록 설명할 의무가 있다. 환자는 의료인이 설명한 선택지 중에서 자주적으로 선택하는 선택권이 있으며, 자기가 선택한 검사나 치료를 받기 위해 필요한 의학적인 치료를 의료인이 자기의 신체에 가했을 때 동의하는 권리와 더불어 동의하는 책무가 있다. 만일 환자의 동의 없이 환자에 의학적 치료를 할 경우에는 의료인이라 하더라도 고의의 상해를 입힌 위법행위가 되는데, 환자의 자발적인 동의가 있으면 그 위법성을 지적하여 합법적으로 의료를 할 수 있다. 환자가 의료인의 설명을 이해하며 선택하는 중요성에서, 동의가 중요하다는 것이다.

19 직원 훈육의 원칙
ㄱ 간호사들과 훈육의 원칙과 규정에 관해 충분히 의사소통한 후 적용하도록 함.
ㄴ 문제행동을 어떻게 수정할 것인지 구체화하고, 행동변화를 주시함.
ㄷ 신속하고 신중한 자료수집과 조사를 실시함.
ㄹ 상황 고려한 프라이버시 보호와 체면유지를 위한 비밀 보장함.
ㅁ 규칙을 일관성 있게 적용 개인상황에 따른 융통성 부여함.
ㅂ 신속히 훈육조치 하되 긍정적인 방향으로 가기위하여 화난 감정으로 행동하지 않음.

20 ㄱ 계층제의 원리 : 조직 구성원들을 권한, 책임, 의무정도에 따라 상하계급이나 계층별로 배열하여 집단화한 뒤, 각 계층간에 권한과 책임을 부여하고 명령계통과 지휘 · 감독의 체계를 확립한다.
ㄴ 명령통일의 원리 : 조직의 각 구성원은 한 명의 상관으로부터만 명령과 지시를 받고 또 보고해야 한다.
ㄷ 통솔범위의 원리 : 통솔범위의 확대(계층의 수 단축, 의사소통이 용이, 사기가 아양됨)
통솔범위의 축소(계층의 수 증가, 의사소통의 장애 및 왜곡됨)

정답 및 해설 18.④ 19.② 20.③

1 다음 중 부정적 강화의 예로 볼 수 있는 것은?

① 휴일 근무 시 6개월간 야근에서 제외한다.

② 교육평가점수가 60점 미만의 경우 수당을 차감한다.

③ 규칙 위반을 하지 않을 시 추가 수당을 지급한다.

④ 지각을 하는 경우 월급에서 수당을 제한다.

⑤ 교육평가점수가 80점 이상일 경우 특별휴가를 제공한다.

2 하우스(House, R.)의 경로-목표 이론에 의한 지도성 유형으로 과업이 구조화가 잘 되어 있고 조직화되어 있으며 부하직원이 높은 사회적 욕구를 지니고 있을 때 필요한 리더십은?

① 참여적 리더십

② 지원적 리더십

③ 성취 지향적 리더십

④ 지시적 리더십

⑤ 변혁적 리더십

3 프로젝트를 완성하기까지의 기간이 불확실할 때 적용하는 기법으로 낙관적 시간, 비관적 시간, 확률적 완성 기대시간을 계산하여 전 프로젝트에 필요한 시간 소요량을 제시하는 기획 방법은?

① PERT
② 간트 차트
③ CPM
④ 기획예산제도
⑤ 사이버네틱스

---

1 정적강화와 부적강화
  ㉠ 정적강화 : 강화시킬 행동이 일어났을 때, 가치 있는 어떠한 것을 제공함으로써 그 행동의 강도와 빈도를 증가시키는 것이다.
  ㉡ 부적강화 : 강화시킬 행동이 일어났을 때, 바라지 않는 어떠한 것을 제거하여 그 행동의 강도와 빈도를 증가시키는 것이다.

2 하우스(House, R.)의 경로-목표 이론
  ㉠ 지시적(directive) 리더십 : 구체적 지침과 표준, 작업스케줄 등을 제공하고 규정을 마련하여 직무를 명확히 해주는 리더 행동이다.
  ㉡ 지원적(supportive) 리더십 : 부하의 욕구와 복지에 관심을 쓰며, 이들과 상호 만족스런 인간관계를 강조하면서 후원적인 분위기 조성에 노력하는 행동이다.
  ㉢ 참여적(participative) 리더십 : 부하들에게 자문을 구하고 그들의 제안을 끌어내어 이를 진지하게 고려하며, 부하들과 정보를 공유하려는 행동이다.
  ㉣ 성취 지향적(achievement oriented) 리더십 : 도전적인 작업 목표를 설정하고 성과개선을 강조하며 하급자들의 능력발휘에 대해 높은 기대를 갖는 리더 행동이다.

3 PERT(Program Evaluation Review Technique) … 신규 프로젝트로 정해진 목표의 계획과 실시를 시간에 맞춰 과학적으로 수행하기 위한 기법으로, 복수 작업의 상호관계를 ○표와 화살표를 결합한 네트워크 그림으로 나타내는 것이다. 최적의 일정계획을 세워 효율적으로 진도를 관리하는 방법이다.

정답 및 해설 1.① 2.② 3.①

4 다음에서 설명하고 있는 동기이론은?

> • 동기는 사람들이 어떤 일을 원하는 정도와 그 일을 성취해 낼 수 있는 가능성의 정도에 달려 있다.
> • 개인이 자신의 행동을 선택할 때에는 여러 가능한 행동전략을 평가하고 가장 중요한 결과를 가져오리라 믿어지는 행동 변수에 따라 행동을 선택한다.

① Adams의 공정성이론
② Maslow의 욕구단계이론
③ Herzberg의 동기위생이론
④ Vroom의 기대이론
⑤ McClelland의 성취동기이론

5 야간진료, 중환자실의 보호자실 설치, 응급실 진료 등을 실시하여 고객만족을 창출하고자 한다면 마케팅 믹스 중 어느 단계에 해당하는가?

① 제품전략
② 가격전략
③ 촉진전략
④ 유통전략
⑤ 과정전략

6 직무수행평가를 하는 이유를 모두 고른 것은?

> ㉠ 임금산출 ㉡ 교육제공
> ㉢ 사기양양 ㉣ 적정배치

① ㉠, ㉡, ㉢

② ㉠, ㉢

③ ㉡, ㉣

④ ㉣

⑤ ㉠, ㉡, ㉢, ㉣

---

4 기대이론 ⋯ 개인의 동기는 그 자신의 노력이 어떤 성과를 가져오리라는 기대와 그러한 성과가 보상을 가져다주리라는 수단성에 대한 기대감의 복합적 함수에 의해 결정된다는 Victor H. Vroom의 동기이론을 말한다.

5 마케팅 믹스 중 하나인 유통전략은 마케팅 활동의 일환으로 자사의 제품이나 서비스를 어떤 유통경로를 통해 표적 시장이나 고객에게 제공할 것인가를 결정하고 새로운 시장기회와 고객 가치를 창출하는 일련의 활동을 의미하는데, 유통전략의 필요성은 크게 2가지로 나누어진다.
　㉠ 시간적 불일치 : 생산시점(서비스 제공 시점)과 소비시점(서비스 소비 시점)의 불일치
　㉡ 장소적 불일치 : 생산지(서비스 제공 공간)와 소비지(서비스 공간 소비)의 불일치
　　문제 지문에서 "야간진료", "응급실 진료"는 시간적 불일치를 해소(야간이나 휴일 등 서비스를 소비 시점에 맞춰 제공)시켜 주며, "중환자실의 보호자실 설치"는 장소적 불일치를 해소(환자보호자를 위한 공간의 설치라는 서비스를 의미)시켜 줌으로써 고객의 만족을 창출한다.
　※ 병원마케팅에 있어 유통전략 활용 사례
　　㉠ 물리적 접근 : 원격진료시스템, 가정간호서비스, 통원수술, 인터넷을 통한 환자 상담 등
　　㉡ 시간적 접근 : 병원예약, 대기시간, 진료시간 연장 등

6 직무수행평가는 직무수행 과정 및 성과창출과 관련한 개인 또는 집단의 장단점을 평가하고 기술하는 활동이다. 생산지표, 인사지표 등과 같은 객관적 자료와 관찰 및 판단과 같은 주관적 자료를 통합하여 이루어지며, 인사관리의 기초자료, 교육훈련의 기초자료, 조직진단, 조직개발의 촉진, 종업원들에 대한 구체적인 피드백 등에 활용한다.

정답 및 해설　4.④　5.④　6.⑤

7 TQM에 대한 설명으로 옳지 않은 것은?

① 전사적 품질경영으로서 총체적 질 관리를 의미한다.

② 제품 및 서비스의 품질을 향상시켜 장기적인 경쟁우위 확보를 목표로 한다.

③ 기존의 조직문화와 경영관행을 재구축하려는 노력이다.

④ 설정된 기준 이상으로 지속적인 질 향상을 추구한다.

⑤ 품질관리 책임자에 한하여 품질관리 실천자의 역할이 주어진다.

8 변혁적 리더십의 특징인 것을 모두 고르면?

> ㉠ 질문을 통해 부하들이 스스로 해결책을 찾도록 격려한다.
> ㉡ 현상보다 매우 높은 이상적인 목표를 추구한다.
> ㉢ 부하에게 자아실현과 같은 개인적 목표를 동경하도록 동기부여를 한다.
> ㉣ 즉각적·가시적 보상으로 동기를 부여한다.

① ㉠, ㉡

② ㉡, ㉢

③ ㉠, ㉡, ㉢

④ ㉡, ㉢, ㉣

⑤ ㉠, ㉡, ㉢, ㉣

9 표준화된 간호지침으로 옳은 것은?

> ⊙ 최소간호세트
> ⊙ NANDA Taxonomy Ⅱ
> ⊙ 최소간호자료세트
> ⊙ NIC

① ⊙, ⓒ, ⓒ

② ⊙, ⓒ

③ ⓒ, ⓔ

④ ⓔ

⑤ ⓒ, ⓒ, ⓔ

---

7 ⑤ TQM은 품질관리 책임자뿐만 아니라 마케팅 · 생산 · 노사관계 등 기업의 모든 구성원이 품질관리의 실천자가 되어야 한다는 관점이다.

8 ⓔ 거래적 리더십의 특징이다.

9 ⓒ NANDA Taxonomy Ⅱ : 간호진단 분류체계로 3개의 계층구조로 형성되어 있으며 이는 다시 13개 영역, 47개군, 206개 간호진단으로 구성된다.
ⓔ NIC : 간호중재와 관련된 분류체계로 각각의 중재에 대한 명칭, 정의, 간호중재 수행에 필요한 일련의 활동 등으로 구성되어 있다.

정답 및 해설 7.⑤ 8.③ 9.③

10 간호인력 산정방법의 하나인 서술적 방법에 대한 설명으로 잘못된 것은?

① 환자를 유형에 따라 분류하여 설정한 간호표준에 따라 간호인력을 산정한다.

② 간호업무를 수행하기 위해 필요한 수를 환자와의 비율로 결정한다.

③ 산정과정이 비교적 쉽고 빨리 수행할 수 있다.

④ 환자의 중증도와 그에 따른 간호인력 요구의 증감 반영할 수 없다.

⑤ 간호업무와 간호시간에 의한 간호인력 산정방법이다.

11 다음에서 설명하는 환자간호전달체계는?

> 포괄적인 의료 서비스와 양질의 의료를 제공하고, 진료비용의 지불과 효과적이면서 가장 적절한 시간 및 자원으로 환자의 삶의 질을 높이고 자원 효율화를 위한 추후관리 시스템 이다.

① 1차 간호방법

② 사례관리

③ 모듈간호방법

④ 팀간호 방법

⑤ 개별간호방법

12 퇴원환자 관리의 이점은?

> ㉠ 질병의 재발을 감소시키고, 병원에 재입원하는 것을 줄일 수 있다.
> ㉡ 건강관리 인력자원이나 서비스를 적정하게 이용하도록 유도하여 서비스의 중복을 방지할 수 있다.
> ㉢ 환자와 그 가족에게 추후관리의 필요성을 이해시킬 수 있다.
> ㉣ 지역사회 여러 자원을 활용할 수 있도록 도울 수 있다.

① ㉠, ㉡, ㉢
② ㉠, ㉢
③ ㉡, ㉣
④ ㉣
⑤ ㉠, ㉡, ㉢, ㉣

---

10 ⑤ 산업공학적 방법에 대한 설명이다.

11 ① **1차 간호방법**: 1명의 간호사가 4~6명의 입원환자에게 총체적 간호를 제공하고 24시간 책임지는 것이 특징이다.
③ **모듈간호방법**: 팀간호와 1차 간호를 합친 것으로 2~3명이 팀을 구성하여 8~12명의 정해진 지역에 따라 분배한다.
④ **팀간호 방법**: 팀 리더가 업무를 분담, 업무 안내, 환자 간호에 대한 결정, 환자의 개별적 간호계획을 수립하고 팀원을 돕는다.
⑤ **개별간호방법**: 한 명의 간호사에게 한 명의 환자를 분담하여 그들이 필요한 모든 간호를 제공하는 전인적 환자 간호방법이다.

12 주어진 보기는 모두 퇴원 후 환자 관리를 통해 얻을 수 있는 이점이다.

정답 및 해설 10.⑤ 11.② 12.⑤

13 다음의 내용과 관련 깊은 것은?

> • Y이론에 입각한 관리 방식
> • 자율적 통제
> • 조직구성원의 참여 중시
> • 공동의 목표 설정 후 성과 측정 및 평가

① MBO
② 임파워먼트
③ 경력개발제도
④ 인바스켓 기법
⑤ 자기평정법

14 간호조직에서 통제의 필요성으로 옳지 않은 것은?

① 의료조직 환경이 불확실하다.
② 의료조직의 규모가 증대되고 구성원들의 활동이 복잡·다양하다.
③ 의료인들의 권한위임과 분권화가 증대되고 있다.
④ 의료인에게 실패나 성공을 결정하는 방향으로 작용한다.
⑤ 비용-효과 관리가 필요하다.

15 다음 중 목표통일의 원리로 불리는 조직관리의 원리는?

① 계층화의 원리
② 명령통일의 원리
③ 조정의 원리
④ 통솔범위의 원리
⑤ 전문화의 원리

16 맥킨지의 7S 모델에 해당하지 않는 것은?

① 지위(Status)

② 전략(Strategy)

③ 구조(Structure)

④ 인력(Staff)

⑤ 스타일(Style)

13 목표중심경영(MBO ; Management By Object) … 조직의 상하 구성원의 참여를 통해 조직 단위와 구성원의 목표
를 명확히 설정하고, 그에 따른 생산 활동을 수행한 후, 업적을 측정·평가함으로써 관리의 효율화를 기하는
포괄적 조직관리 체제

14 간호조직 통제의 목적 및 필요성
　㉠ 간호조직의 비용절감
　㉡ 간호조직 목표의 효과적 달성
　㉢ 간호사의 실수나 오류 수정
　㉣ 간호조직 규모의 응대 추세
　㉤ 간호사의 동기부여

15 조정의 원리 … 조직 공동의 목표를 달성하기 위해 하위 구조 사이의 노력을 통합하고 조정하는 원리로, 구조분
화를 통해 분업화·전문화된 각 구성원의 개별적 노력을 조직의 공동 목적 달성을 위한 공동 노력으로 통합해
야 한다는 의미이다.

16 맥킨지의 7S(기업진단도구)
　㉠ 전략(Strategy)
　㉡ 조직구조(Structure)
　㉢ 업무시스템(System)
　㉣ 공유가치(Shared value)
　㉤ 스타일(Style)
　㉥ 스킬(Skill)
　㉦ 인력(Staff)

정답 및 해설 13.① 14.④ 15.③ 16.①

17 기획의 원칙으로 바르게 묶인 것은?

> ㉠ 간결성의 원칙
> ㉡ 경제성의 원칙
> ㉢ 안정성의 원칙
> ㉣ 구체성의 원칙

① ㉠, ㉡, ㉢
② ㉠, ㉢
③ ㉡, ㉣
④ ㉣
⑤ ㉠, ㉡, ㉢, ㉣

18 다음의 관리 이론 중 시대적으로 가장 최근인 것은?

① 행정관리론
② 인간관계론
③ 관료제이론
④ 상황이론
⑤ 과학적 관리론

19 의료행위 과정에서 환자에게 예상 밖의 원치 않은 불상사가 발생했을 경우를 총칭하는 것은?

① 의료사고
② 의료과오
③ 의료과실
④ 과실치사
⑤ 비교과실

20 사건보고서 작성 시의 유의점으로 옳지 않은 것은?

① 완성된 환자 진료기록에 임의로 기록해서는 안 된다.

② 이미 작성된 보고서 위에 덧쓰지 않으며, 복사를 금한다.

③ 사건보고서의 존재를 기록하거나 외부에 알리지 않는다.

④ 비정상적이거나 비일상적인 사건을 기록해 둔다.

⑤ 사건 발생의 원인에 대한 개인적인 소견이나 가정을 덧붙인다.

---

17 기획의 원칙
  ㉠ 목적부합의 원칙
  ㉡ 간결성의 원칙
  ㉢ 탄력성의 원칙
  ㉣ 안정성의 원칙
  ㉤ 장래 예측의 원칙
  ㉥ 포괄성의 원칙
  ㉦ 균형성의 원칙
  ㉧ 경제성의 원칙
  ㉨ 필요성의 원칙
  ㉩ 계층화의 원칙

18 ④ 상황이론은 지도자의 역할·기술 및 행태와 조직구성원의 실적과 만족에 영향을 주는 상황변수가 어떠한 것들인지를 밝혀내려는 리더십 이론으로 1960년대에 등장한 이론이다.

19 ① 의료사고란 의료행위가 개시되어 그 종료에 이르기까지의 과정에서 예기치 않은 결과가 발생한 경우로, 의료사고 가운데 의료행위에 대한 의사의 과실이 있는 경우 또는 의료행위에 필요한 주의의무를 다하지 못하여 발생한 의료사고를 가리켜 의료과오라고 한다. 의료과실은 의료과오가 있다는 것이 객관적으로 입증되었을 때를 일컫는 용어이다.
  ※ 의료사고 피해구제 및 의료분쟁 조정 등에 관한 법률 제2조 제1호 ··· 의료사고란 보건의료인(의료법 또는 약사법에 따라 그 행위가 허용되는 자를 포함)이 환자에 대하여 실시하는 진단·검사·치료·의약품의 처방 및 조제 등의 행위로 인하여 사람의 생명·신체 및 재산에 대하여 피해가 발생한 경우를 말한다.

20 ⑤ 사건보고서에는 사고의 종류, 발생 일자, 사고자 인적사항, 사고 금액 등을 정확히 기재해야 한다. 또한 사고 경위, 사후 조치 및 경과를 기재하고 사고에 관한 주관 부서의 의견을 덧붙이나 원인에 대한 개인적 소견이나 가정은 더하지 않는다.

정답 및 해설 17.① 18.④ 19.① 20.⑤

1 간호관리체계 모형에 의한 투입, 과정, 산출의 예로 옳은 것은?

① 투입 – 환자 재원일수

② 과정 – 간호사의 경험

③ 과정 – 직접 간호 시간

④ 산출 – 간호사 만족도

2 다음의 글에서 설명하는 관리 이론은?

> • 직무를 분업화, 표준화, 전문화한다.
> • 생산성을 향상시키기 위해 성과급 제도를 도입한다.
> • 직무에 적합한 능력과 기술을 가진 근로자를 선발한다.

① 체계 이론

② 행정관리론

③ 관료제 이론

④ 과학적 관리론

3 민츠버그(Mintzberg)가 제시한 관리자의 의사결정자 역할에 속하는 것은?

① 조직 구성원을 동기유발하고 인사와 관련된 사항을 결정한다.

② 조직과 환경에서 기회를 찾고 변화를 꾀할 수 있는 사업을 결정하고 추진한다.

③ 조직에게 법적, 사회적으로 요구되는 상징적이고 일상적인 의무를 결정하고 수행한다.

④ 외부 사람들에게 조직의 계획, 정책, 활동, 결과 등에 대한 결정을 알린다.

---

1 투입에는 산출을 위한 물자, 인력, 자금, 시설 등이 포함된다.
산출은 간호서비스의 양(간호시간)과 질(우수성의 정도), 환자만족과 직원의 만족, 조직의 활성화 등을 말한다.
②③ 간호사의 경험, 직접 간호시간은 자원(투입)에 해당한다.
① 환자 재원일수는 결과(산출)에 해당된다.

2 테일러의 과학적 관리론은 조직의 최상의 목표로서 합리성과 효율성을 강조하고 효율성과 생산성을 극대화하기 위해 분업 및 시간의 효율적 사용을 강조하며 동작의 형태 및 소요시간을 표준화하고 과업의 성과에 따라 임금을 지급하도록 하여 조직의 생산성을 높일 수 있다는 이론이다.

3 ①과 ③은 대인관계 역할(지도자), ④는 정보관리 역할(대변인)에 대한 설명이다.
※ 민츠버그의 관리자의 10대 역할
　　㉠ 대인관계 역할 : 대표자, 지도자, 섭외자
　　㉡ 정보관리 역할 : 감시자, 정보 확산자, 대변인
　　㉢ 의사결정자 역할 : 기업가, 위기관리자, 자원분배자, 협상자

정답 및 해설 1.④ 2.④ 3.②

4 기획의 원칙에 대한 설명으로 옳지 않은 것은?

① 간결성 원칙 : 기획 결과는 전문용어를 피하고 명료하게 작성하도록 한다.

② 탄력성 원칙 : 변동되는 상황에 대응할 수 있고 하부 조직이 창의력을 발휘할 수 있도록 한다.

③ 계층화 원칙 : 상위 수준의 기획에서 시작하여 순차적으로 여러 개의 기획이 파생되도록 한다.

④ 필요성 원칙 : 목표 달성에 필요한 자원, 제반 중요 요소 간에 상호 균형과 조화가 있어야 한다.

5 다음 글에서 설명하는 직무 수행 평가의 오류는?

> 입사 동기인 A 간호사와 B 간호사는 비슷한 정도의 양과 난이도의 간호 업무를 성실히 수행하고 있다. 간호단위관리자는 직무수행 평가 바로 전날 한 번 지각한 A 간호사를 석 달 전에 두 번 지각한 B 간호사보다 더 낮게 평가하였다.

① 혼 효과

② 근접 착오

③ 가혹화 경향

④ 선입견에 의한 착오

6 개인의사결정과 집단의사결정에 대한 비교 설명으로 옳은 것은?

① 비용과 신속성이 중요할 때는 집단의사결정이 적합하다.

② 전문성과 구성원의 수용성이 중요할 때는 개인의사결정이 적합하다.

③ 집단의사결정은 개인의사결정보다 책임소재가 분명하다.

④ 집단의사결정은 개인의사결정보다 정당성과 합법성이 높다.

7 우리나라 간호관리료 차등제에 대한 설명으로 옳은 것은?

① 1999년에 일반 병동과 성인 중환자실에 처음 적용되었다.

② 간호사 1인당 환자 수를 기준으로 간호 등급을 결정한다.

③ 1일당 수가로 지급한다.

④ 6개 등급으로 구분되어 가감 방식으로 차등 지급한다.

---

4 **필요성 원칙** … 기획은 정당한 이유에 근거를 둔 필요한 것이어야 한다. 기획수립 자체 뿐 아니라 기획과정에 이르기까지 불필요한 기획이나, 필요하더라도 비용이 너무 많이 요구되는 기획은 피하는 것이 좋다.
④는 균형성의 원칙에 대한 설명이다.

5 ① **혼 효과**: 한 분야를 잘못하면 모두 가혹하게 평가하는 경향(↔ 후광 효과)
② **근접 오류**: 최근의 실적이나 능력을 중심으로 평가하는 것
③ **가혹화 경향**: 평가자 자신의 고유 가치를 나타내지 못할 때 피평가자를 불리하게 생각하는 경향
④ **선입견에 의한 오류**: 평가 외적인 요소(성별, 종교, 출신학교 등)가 평가에 영향을 미치는 것

6 개인의사결정은 개인의 가치관, 태도, 인식, 성격, 역할이 의사결정에 영향을 미친다. 완전히 합리적이지 못하여 풍부한 정보에 따른 의사결정에 한계가 있다. 신속성, 창의성, 비용(경제성)이 중요할 경우에는 개인적 의사결정을 택하는 것이 좋다. 집단의사결정은 집단적 상호작용을 거쳐 문제를 인식하고 대안을 선택하는 것으로 풍부한 지식과 정보에 근거한다. 복잡한 문제로 다양한 접근법이 필요한 경우나 의사결정의 질, 수용성, 정확성 등이 중요할 경우에는 집단 의사결정을 택하는 것이 좋다. 그러나 개인적 의사결정시보다 더 많은 시간과 에너지가 소요된다. 구성원들의 책임 소재가 불분명하다.

7 ① 성인중환자실은 2008년 7월부터 적용되었다.(아동의 경우, 2007년에 적용됨)
② 서울시, 광역시 구지역, 구가 있는 시에 소재한 의료기관은 간호사 1인당 환자 수가 아닌 병상 수가 기준이다. 간호사 1인당 환자 수가 아닌 병상 수가 기준이다. → 2018년 4월 보건복지부는 건강보험정책심의위원회를 열고 지방의 병원급 의료기관을 대상으로 인력 산정 기준을 간호사 대비 병상에서 환자 수로 전환해 실제 투입인력에 따라 등급이 결정될 수 있도록 했다.
④ 2007년부터 7개 등급으로 구분된다.

정답 및 해설 4.④ 5.② 6.④ 7.③

8 환자분류체계에 대한 설명으로 옳은 것은?

① 원형평가체계는 직접간호시간과 간접간호시간을 측정하여 환자를 분류한다.

② 요인평가체계는 환자의 간호의존도를 영역별로 점수화하여 총점으로 환자를 분류한다.

③ 원형평가체계는 직접간호요구에 대한 대표적 지표를 설정하고 이를 평가하여 환자를 분류한다.

④ 요인평가체계는 환자를 3 ~ 4개의 군으로 나누어 군별 전형적인 특성을 광범위하게 기술하고, 이를 기준으로 환자를 분류한다.

9 간호서비스의 질 평가지표 중 과정적 접근방법에 속하는 것은?

① 간호사와 보조 인력의 수

② 환자 도착 후 30분 내 문제 사정과 기록 수행 여부

③ 퇴원 환자의 건강 상태 및 자가간호 능력

④ 간호사의 직무기술서 여부

10 동기부여에 대한 과정 이론에 속하는 것은?

① 존재욕구, 관계욕구, 성장욕구를 가지며 높은 단계의 욕구가 충족되지 않을 때 낮은 단계의 욕구로 퇴행한다.

② 직무에 만족하게 하는 동기 요인과 불만족하게 하는 위생요인이 있다.

③ 자신이 조직에 투입하여 얻은 보상이 비슷한 상황에 있는 타인이 얻은 보상과 비교하여 공정하다고 생각할 때 동기가 부여된다.

④ 성취욕구, 친교욕구, 권력욕구가 있으며 동기를 유발하는 주된 욕구가 사람마다 다르다.

11 허시(Hersey)와 블랜차드(Blanchard)의 상황적 리더십 이론에서 구성원 특성과 리더십 유형의 연결이 옳은 것은?

	구성원 특성		리더십 유형
	직무수행능력	직무수행의지	
①	낮음	낮음	설득형 리더십
②	높음	높음	위임형 리더십
③	높음	낮음	지시형 리더십
④	낮음	높음	참여형 리더십

8 환자의 분류체계는 환자의 간호요구에 따라 환자를 분류한 후, 환자분류에 따라 필요한 간호시간을 산출하여 간호 인력의 산정근거로 사용하는 방법으로 원형평가제, 요인평가제, 실시간요인별 전산화체계로 나누어진다.
① 실시간요인별 전산화체계에 대한 설명이다.
④ 원형평가체계에 대한 설명이다.

9 ①번은 구조적 접근방법(투입)이며, ③번과 ④번은 구조적 접근방법(산출)에 대한 것이다.

10 ①번은 ERG이론(내용이론)에 대한 설명이며, ②번은 2요인이론(내용이론)에 관한 것이고, ③번은 공정성이론 (과정이론)에 대한 부분이며, ④번은 성취동기이론(내용이론)에 관련된 내용이다.

11 ①번은 지시형 리더십, ③번은 참여형 리더십, ④번은 설득형 리더십이다.

<u>정답 및 해설</u> 8.② 9.② 10.③ 11.②

12 의료서비스의 질을 구성하는 요소에 대한 설명으로 옳은 것은?

① 접근성(accessibility)은 지리·경제 등의 측면에서 쉽게 의료서비스를 이용할 수 있는 정도이다.

② 효과성(effectiveness)은 최소 자원의 투입으로 최대의 건강수준을 얻을 수 있는 정도이다.

③ 연속성(continuity)은 의료서비스가 윤리적 원칙, 법적 규제 등 사회의 기대에 부합하는 정도이다.

④ 형평성(equity)은 의료서비스가 시간적, 지리적으로 상관성을 갖고 연결되는 정도이다.

13 개인 간 갈등 상황과 효과적인 대처 유형의 연결이 옳지 않은 것은?

① 상호 배타적인 목표를 가지면서 자신의 입장을 강력하게 주장하는 상황 – 협력형(collaborating)

② 논제가 자신에게 사소하고, 향후 발생할 문제를 위해 상대방과 신뢰를 쌓는 것이 중요한 상황
– 수용형(accommodating)

③ 자신의 주장에 대해 상대방의 동의와 무관하게 신속하고 결단성 있는 행동이 요구되는 상황
– 강요형(forcing)

④ 권력이 유사한 개인 간의 복잡한 문제에 대해 임기응변적 해결이 요구되는 상황 – 타협형
(compromising)

14 간호단위관리자의 물품관리 활동에 대한 설명으로 옳지 않은 것은?

① 비용절감을 위해 물품 기준량은 예상 소모량과 정확하게 일치시킨다.

② 물품 기준량은 기본적으로 비품은 침상 수, 소모품은 환자 수를 고려하여 정한다.

③ 물품 재고조사는 기준량 확보, 불필요한 물품 파악, 수선이나 교환 물품 확인 등을 위한 것이다.

④ 물품의 기능을 분석하여 동일하거나 더 높은 성능을 가진 저렴한 물품이 없는지에 대하여 가
치분석을 한다.

15 간호단위의 안전관리에 대한 설명으로 옳지 않은 것은?

① 낙상 예방을 위해 침상을 낮게 유지하고 침대바퀴는 잠금장치를 유지한다.

② 사용한 주사기 바늘은 뚜껑을 씌우지 않고 주사침용 쓰레기통에 버린다.

③ 장갑을 착용하고 혈액을 만졌을 경우, 다른 환자 처치 전에 손을 씻지 않아도 된다.

④ 화재가 발생한 경우, 사용 중인 산소밸브를 잠그고 경환자부터 중환자 순으로 대피시킨다.

---

12 ②번은 효율성에 관한 설명이고, ④번은 연속성에 관한 설명이다.

13 ①은 강요형에 대한 설명이다.

14 ① 물품 기준량은 만일의 상황에 대비하여 예상 소모량보다 조금 더 많게 준비해 두어야 한다.

15 손씻기는 다음과 같은 상황에서 반드시 시행한다.
ㄱ 상처 치료 전후
ㄴ 중환자실에서 환자 간호 전·후
ㄷ 감염성 질환이 있는 환자나 분비물을 접촉한 후
ㄹ 인체의 방어기전에 손상을 주는 치료 행위 전

정답 및 해설 12.① 13.① 14.① 15.③

16 간호사의 법적 의무에 대한 내용으로 옳지 않은 것은?

① 환자에게 위험한 결과가 발생하지 않도록 최선의 조치를 취하였다고 인정되더라도 실제 해(harm)가 발생했다면 주의의무 위반에 해당된다.

② 응급 의료가 지체되어 환자의 생명이 위험해질 경우, 설명의무는 생략될 수 있다.

③ 의사의 지시가 불명확하거나 불충분할 경우, 이를 확인해야 할 의무가 있다.

④ 비밀유지 의무에도 불구하고 환자 본인의 동의가 있다면 치료 정보를 제3자에게 공개할 수 있다.

17 환자가 위험이 수반되는 의료행위를 받기 전, 의료인에게 설명을 요구할 수 있는 내용을 모두 고른 것은?

> ㉠ 질병의 예후
> ㉡ 현재의 질병 상태
> ㉢ 대체 가능한 다른 치료 방법
> ㉣ 예상되는 후유증이나 합병증

① ㉠, ㉡

② ㉠, ㉡, ㉣

③ ㉡, ㉢, ㉣

④ ㉠, ㉡, ㉢, ㉣

18 「생명윤리 및 안전에 관한 법률」상 기관생명윤리위원회에 대한 설명으로 옳은 것은?

① 위원장 1명을 제외하고 5명 이상의 위원으로 구성한다.

② 해당 기관에 소속되지 않은 사람을 적어도 2명 이상 포함해야 한다.

③ 해당 기관에서 수행 중인 연구의 진행 과정 및 결과에 대해 조사·감독한다.

④ 심의 대상인 연구에 관여하는 위원은 해당 연구와 관련된 심의에 참여할 수 있다.

---

16 ① 주의의무 위반이란 어떤 문제가 나타나지 않도록 관심을 가지고 지켜보는 것으로 소홀한 경우 문제가 되나, 위의 경우 최선의 조치를 취한 상태라 주의의무 위반에 해당되지 않는다.
④ 환자 본인의 동의가 있는 경우, 전염질환이 확인되었을 경우, 제3자에게 이를 공개할 수 있다.

17 ㉢ 본인이 선택할 수 있게 다른 치료 방법에 대한 설명을 요구할 수 있다.

18 ① 위원장 1명을 제외하는 것이 아닌 포함한다.
② 적어도 1명 이상 포함해야 한다.
④ 공정한 심의를 위하여 연구와 관여된 위원은 해당 연구와 관련된 심의에 참여할 수 없다.

정답 및 해설 16.① 17.④ 18.③

19 의료기관평가인증원이 요구하는 상급종합병원의 안전보장활동에 대한 설명으로 옳은 것은?

① 의사의 구두 처방을 수행할 경우에는 정확한 환자 확인, 받아 적기, 되읽어 확인하기 등을 수행해야 한다.

② 처치 전에는 환자 이름, 등록번호, 생년월일 등 한 가지 이상의 방법으로 환자를 확인한다.

③ 화재 안전 활동으로 소방훈련을 최소 6개월에 1회 실시한다.

④ 환자가 의사표현이 어려울 경우, 병실 호수나 병상 번호를 이용해 환자를 확인한다.

20 「의료법」에 대한 설명으로 옳은 것은?

① 의료인은 최초로 면허를 받은 후부터 매 5년마다 그 실태와 취업 상황을 보건복지부장관에게 신고하여야 한다.

② 진료기록이 이관된 보건소에 근무하는 의사는 자신이 직접 진료하지 않은 환자의 과거 진료 내용에 대해서는 그 사실을 확인해 줄 수 없다.

③ 요양병원을 개설하려면 보건복지부령으로 정하는 바에 따라 시장·군수·구청장에게 신고하여야 한다.

④ 의료인은 환자나 환자의 보호자에게 요양 방법이나 그 밖에 건강관리에 필요한 사항을 지도하여야 한다.

19 ② 1가지 이상이 아닌 2가지 이상으로 확인해야 한다.
③ 최소 6개월이 아닌 최소 1년이다.
④ 병실 호수나 병상 번호가 아닌, 환자 이름, 등록번호, 생년월일 등으로 확인한다.

20 ① 매 5년마다가 아닌 3년마다 신고해야 한다.
② 남아있는 진료기록부를 가지고 설명 가능하다.
③ 시장, 군수, 구청장에게 신고하는 것이 아닌, 시도지사에게 허가를 받아야 한다.

정답 및 해설 19.① 20.④

1 길리스(Gillis)의 간호관리 체계이론의 주요 요소인 투입, 과정, 산출에 관한 설명으로 옳은 것은?

① 산출에는 환자간호시간, 정보수집, 인력이 포함된다.

② 투입에는 정보, 인력, 공급품, 연구가 포함된다.

③ 과정에는 기획, 지휘, 통제하는 권한을 가진 간호관리자 집단이 포함된다.

④ 투입에는 인력, 환자간호시간, 자료수집이 포함된다.

⑤ 산출에는 인력개발, 연구, 의사결정이 포함된다.

2 다음 중 예산편성방법에 대한 설명으로 옳은 것은?

① 점진적 예산편성방법은 예산 신청의 정당성을 입증하는 방식이다.

② 점진적 예산편성방법은 예산 낭비의 가능성을 축소하고 자원을 최적 배분한다.

③ 영기준 예산편성방법은 전문적 지식이 많지 않아도 가능하고 간단하고 신속하게 수행할 수 있다.

④ 영기준 예산편성방법은 관리자의 참여와 의사결정의 질을 향상시킨다.

⑤ 영기준 예산편성방법은 프로그램의 우선순위가 고려되지 않기 때문에 비효율적이다.

3 다음 중 매트릭스 조직구조에 대한 설명으로 옳은 것은?

① 명령복종의 관계에 따라 의사결정의 신속화가 가능하여 업무수행이 용이하다.

② 수평적 의사소통이 단절되어 전문적 지식과 기능을 활용하기 어렵다.

③ 부서간 업무가 중복되어 조직의 운영에 능률성 저하와 혼란을 초래할 수 있다.

④ 조직의 규모가 크고 부서간 의존도가 높고 생산과 기능의 전문화가 필요한 경우 유리하다.

⑤ 라인과 스탭기관 간에 권한과 책임의 한계가 불분명하여 행정의 지연이나 지출의 낭비를 초래할 수 있다.

---

1 정보수집, 자료수집, 의사결정 등은 과정에 해당된다.
　　연구는 산출에 해당된다.

2 점진적 예산편성방법은 전년도 경비에 근거하여 차기연도의 물가상승률이나 소비자 물가지수 등을 올해 경비에 추가하여 차기연도의 예산을 세우는 방법으로 이 방법은 실행하기가 간단하고 신속하며, 전문적인 지식이 많지 않아도 세울 수 있으나 현재 책정되어있는 수가에 동기부여의 의미가 전혀 없고 여러 서비스나 프로그램의 우선순의가 고려되지 않기 때문에 재무적인 관점에서 보면 비효율적이다.
　　영기준 예산편성방법은 작년도 예산을 완전히 무시하고 모든 사업을 원점에서 재평가하여 다시 우선순위를 결정하고 새로이 예산을 편성하는 제도이다. 참여적 과정방법으로 영(Zero)수준에서 새로 출발하며, 점진적 방법이 화폐중심적인데 비하여 영기준 예산편성방법은 목표와 활동 중심적이며, 예산운영방법의 개발에 있어서 더 적극적이다. ①과 ②은 영기준 예산편성방법에 대한 것이고, ③과 ⑤은 점진적 예산편성방법에 대한 것이다.

3 ①과 ②는 라인(계선)조직을 이야기한다.
　　③은 직능조직을 말한다.
　　⑤는 라인-스태프(계선-막료)조직이다.

정답 및 해설　1.③　2.④　3.④

4 통솔자의 통솔범위에 영향을 미치는 요인으로 옳지 않은 것은?

① 조직의 기획과 통제 능력
② 스태프의 지원능력
③ 비공식 구조의 활용 정도
④ 감독할 업무의 성질
⑤ 통솔자의 능력과 시간

5 질보장(QA)과 비교하여 총체적 질관리(TQM)의 특징으로 옳은 것은?

① 결과에 영향을 주는 모든 진행과정과 사람들의 질적 향상에 중점을 둔다.
② 특정범위를 벗어난 결과를 초래한 개인과 특별한 원인을 규명한다.
③ 의료서비스 평가위원회 위원들이 TQM에 참여한다.
④ 환자 진료의 질 향상에 목표를 둔다.
⑤ 임상 각 과별로 수직적인 검토를 거쳐 서비스를 평가한다.

6 다음 중 조직 변화의 과정에 대한 설명으로 옳은 것은?

① 해빙 단계는 변화의 욕구가 조직에 팽배하여 대안을 실행하는 단계이다.
② 해빙 단계는 변화의 필요성과 문제를 확인하고 목적과 목표를 정의한다.
③ 변화 단계는 변화의 필요성과 문제를 인식하고 변화하고자하는 동기를 갖는다.
④ 변화 단계는 개인의 인격에 변화를 통합하여 정착되고 지속되는 단계이다.
⑤ 재결빙 단계에서 실행 결과를 지속적으로 평가하여 통제하는 것이 필요하다.

7 다음 중 간호조직의 경력 개발 제도에 대한 설명으로 옳지 않은 것은?

① 간호사의 임상경험, 교육경험을 평가하는 관리자승진제도이다.

② 간호조직 내의 인력개발과 인사관리를 연계시키는 제도이다.

③ 간호사의 역량 수준에 따라 차별화하여 인정하는 보상체계이다.

④ 간호사의 실무 탁월성에 초점을 맞추려는 임상승진제도이다.

⑤ 간호조직이 숙련된 간호사를 보유하기 위한 인사관리제도이다.

---

4 조직 원리에 관련된 문항으로 제도화가 잘 되어지고 조직의 기획 및 통제능력이 높아질수록 통솔범위는 더 넓어진다. 스태프들이 잘 도와줄 경우 통제범위가 높아지며, 전문화가 되고 점점 어려워질수록 통솔범위는 좁아진다. 능력과 시간이 늘어나면 통솔범위는 넓어진다.

5 ②③④⑤은 모두 QA와 관련된 내용이다.
②에서 TQM은 의료서비스 평가위원회 위원들뿐만 아니라 과정에 관련된 모든 사람들이 참여한다.

6 ①② 변화단계 ③ 해빙단계 ④ 재결빙단계에 대한 설명이다.
해빙단계는 변화 필요성, 문제인식, 문제 해결을 통해 변화하고자 하는 동기를 갖는 단계로 조직구성원이 기꺼이 변화하려면 변화를 통해 자신의 업무가 향상될 수 있다는 믿음이 있어야 한다. 구성원에게 변화의 필요를 인식시키기위해 개인에게 작용하고 있는 힘을 재편성하는 과정이다.
변화 단계는 변화를 위한 대안을 구체적으로 탐색하고 목적과 목표를 설정하여 이를 어떻게 달성할 것인지에 대해 결정하고 선택된 대안 실천 단계이다.
재결빙단계는 변화를 직원 개인의 인격과 통합시켜 변화가 조직에 정착되고 지속되게 하는 단계이다.

7 경력 개발 제도는 질적 향상을 추구하는 것으로 관리자승진제도와는 관계없다.

정답 및 해설 4.③ 5.① 6.⑤ 7.①

8 A병원의 간호부에서는 최근 직원들의 투약오류를 막기 위하여 간호부 차원에서 투약교육을 실시하였다. 이런 투약교육 프로그램은 어떤 유형에 해당하는가?

① 유도훈련
② 실무교육
③ 프리셉터십 교육
④ 직무오리엔테이션
⑤ 계속교육

9 다음은 적절한 간호조직문화의 예이다. 맞지 않는 것은?

① 무엇보다 우선하는 일치된 목표가 존재
② 간호단위간 비슷한 목표
③ 모든 간호사를 같은 일원으로 간주
④ 조직단위를 넘어서는 강한 친교단체 존재
⑤ 갈등을 해소하려는 공식적, 비공식적 체계 존재

10 다음 중 동기부여 이론에 대한 설명으로 옳은 것은?

① 기대이론에서 유의성은 특정한 행동을 통하여 어떤 것을 얻고자 하는 확률로 설명된다.
② 긍정적 강화이론에서 바람직하지 못한 행동을 감소시키고 새로운 행동을 가르쳐주는 처벌의 효과를 설명한다.
③ X-Y 이론에서 관리자는 X이론 또는 Y이론으로 구분되는 이분적인 성향을 가진다고 설명한다.
④ 동기-위생이론에서 동기요인이 충족되지 못하면 불만족의 원인이 된다고 설명한다.
⑤ ERG 이론에서 높은 단계의 욕구가 충족되지 못하면 낮은 단계의 욕구단계로 방향이 전환된다고 설명한다.

8 ① 처음 입사했을 때 신규간호사에게 실시하는 교육이다.
② 실무현장에서 필요한 것을 교육하는 것이다.
③ 1 : 1교육을 의미한다.
④ 유도 훈련 후 신규 간호사 교육으로 보통 실시한다.
⑤ 예로 간호사 보수교육을 들 수 있다.

9

적절한 조직문화	부적절한 조직문화
• 협력적 정신 구현 • 좋은 규범의 존재 • 구성원들의 높은 상호작용 및 교류 • 무엇보다 우선시하는 일차목표 존재 • 실질적이고 전문적인 가치 존재 • 갈등을 해소하려는 공식적, 비공식적 단체 존재 • 간호전문직의 조직목표와 전체 조직의 목표 간의 일치 • 간호단위간의 비슷한 목표와 높은 협조 • 자율성과 독립성을 향상시키는 간호모델 존재 • 모든 간호사들을 같은 일원으로 간주 • 모든 구성원들에게 같은 행동규범 적용	• 전문직과 조직 목표 간의 불일치 • 조직단위를 넘어서는 강한 친교단체 존재 • 의사결정시 직원들의 낮은 참여도 • 자율성과 독립성을 향상시키는 간호모델의 부재 • 직원들의 의견을 대변하지 못하는 위원회 • 간호단위 간 경쟁적 분위기 • 구성원들 간의 낮은 상호작용 및 교류 • 전체 조직규범과 간호조직 규범간의 상충 • 추구하는 가치와 추구한 결과간의 불일치

10 ① 어떤 것을 얻고자 하는 확률은 기대감에 관한 것으로 유의성은 보상의 중요성에 대한 주관적인 선호도를 말한다.
② 바람직하지 못한 행동을 감소시키는 것은 부정적 강화이론이다.
③ X-Y이론은 관리자의 성향과 관련없다.
④ 충족되면 만족감이 부여되고, 충족되지 않으면 만족을 느끼지 못하나 불만이 발생하지는 않는다.

정답 및 해설 8.② 9.④ 10.⑤

11 다음 중 과학적 관리론에 대한 설명으로 옳지 않은 것은?

① 근로자는 재정적 유인을 통하여 개인의 성과에 따라 보상을 받는다.

② 경영 전반에 과학적 관리방법을 제시하고 근로자 업무방법의 효율성을 최대화한다.

③ 근로자의 능력을 확인하여 각 근로자에게 적합한 업무를 수행할 수 있도록 배치한다.

④ 업무계획과 통제는 관리자의 역할로, 업무수행은 근로자의 역할로 이분된다.

⑤ 근로자의 인간적인 면은 경시되고 관리자의 일방적인 통제가 강조된다.

12 다음 기획 유형 중 사전예비적 기획의 특성에 대한 설명으로 가장 옳은 것은?

① 안정적인 환경에서 조직의 현상유지를 위해 에너지를 투자한다.

② 현재 상태의 불만족을 해결하여 조직을 편안한 상태로 회복시킨다.

③ 과거와 현재에 불만족하고, 미래를 위해서 첨단기술을 사용한다.

④ 조직의 위기에 반응하여, 발생한 문제를 집중적으로 해결한다.

⑤ 변화하는 욕구를 예측하여, 조직의 성장을 촉진시킨다.

13 다음 중 기획의 계층화에 대한 설명으로 옳은 것은?

① 사명은 조직의 모든 활동을 안내하는 가치와 신념체계를 서술한 것이다.

② 철학은 조직의 존재 이유와 미래의 목표를 확인하는 진술문이다.

③ 정책은 구체적인 과업을 달성하는 방법을 단계로 기술한 계획서이다.

④ 절차는 조직의 의사결정시 조직을 안내하는 진술문이다.

⑤ 규칙은 오직 하나의 행위 선택만을 허용하는 상황에 대해 기술한다.

14 환자가 입원하고 있는 동안 환자간호를 분석하고 그 결과를 반영하여 환자의 만족도를 높이고 간호의 질을 높이는 간호의 질평가 방법은?

① 동시 평가

② 소급 평가

③ 구조적 평가

④ 등록 평가

⑤ 결과적 평가

---

11 ② 근로자의 업무방법이 아닌 생산성과 생산성의 결과에 대한 효율성을 높이는 걸 중요시한다.

12 사전예비적 기획은 미래에 초점이 맞추어져있는 것이다. 조직의 현상유지나, 과거, 현재에 초점을 두는 것이 아니다.

13 ①번은 철학, ②번은 목적, ③번은 절차, ④번은 정책에 대한 설명이다.

14 ① 동시 평가는 환자가 입원하고 있는 동안 환자를 위해 간호를 평가하여 그 결과를 반영시킬 수 있으므로 환자의 만족도와 간호의 질을 높일 수 있다.
② 소급 평가란 간호행위가 모두 끝난 이후에 시행하는 것으로 환자가 간호를 모두 받은 후 평가하므로 수정의 기회가 없다. 발견된 단점은 다음 간호계획에 시정함으로써 간호의 질을 높일 수 있다.

정답 및 해설   11.② 12.⑤ 13.⑤ 14.①

15 조직 차원의 동기부여를 증진하는 방안이 아닌 것은?

① 직무 재설계
② 적극적 업무 자세의 함양
③ 인사관리제도의 개선
④ 임파워먼트의 증진
⑤ 성과 - 보상의 합치 프로그램

16 간호단위의 관리목표로 옳지 않은 것은?

① 지역사회와의 관계를 육성하여 발전을 도모하도록 한다.
② 의사의 진단과 치료를 위한 보조적 업무를 수행한다.
③ 환자의 안위를 위한 물리적 환경조성과 안전관리를 수행한다.
④ 환자를 위해 개별적 간호요구에 따른 과학적인 간호계획을 수행한다.
⑤ 효율적인 물품관리를 통하여 최소의 소비와 최대의 효과를 얻을 수 있도록 한다.

17 전략적 기획에 관한 설명으로 옳은 것은?

① 실제 업무수행에 필요한 활동계획을 작성한다.
② 실무적인 기술이 요구된다.
③ 중간관리계층의 관리자에 의해 수행되는 기획이다.
④ 조직의 목표를 설정하고 이를 달성하기 위하여 요구되는 전반적인 계획의 체계이다.
⑤ 조직의 중간기획과 관련된다.

18 다음 마케팅 과정 중 시장세분화의 목적에 대한 설명으로 옳지 않은 것은?

① 조직의 경쟁좌표를 설정하기 위함이다.

② 시장 상황을 파악하여 변화에 대응하기 위함이다.

③ 정확한 표적시장을 설정하기 위함이다.

④ 시장의 변화에 따른 조직의 반응을 분석하기 위함이다.

⑤ 마케팅 자원을 효과적으로 배분하기 위함이다.

---

15 ② 조직 차원이 아닌 근로자 자체의 동기부여이다.

④ 임파워먼트란 조직관리자만이 아닌 근로자 모두 다 같이 권력을 가짐으로 함께 잘해나가자는 것으로 조직
차원의 동기부여를 증진시킬 수 있다.

16 ① 지역사회와는 관련없다.

17 전략적 기획은 최고관리자, 전술적 기획은 중간관리자, 운영적 기획은 하위조직 단위의 활동 기획을 말하는 것
으로 ①, ②는 운영적 기획과 관련된 내용이며 ③, ⑤는 전술적 기획과 관련이 있다.

18 ④ 조직의 반응을 분석하는 것이 아닌 시장 자체 상황을 파악하는데 중점을 둔다.

정답 및 해설 15.② 16.① 17.④ 18.④

19 간호의 질관리 접근방법 중 결과적 접근방법을 사용한다면 이때 사용할 수 있는 적절한 평가 기준으로 옳은 것은?

① 낙상발생률
② 경력개발프로그램
③ 직무기술서
④ 환자간호계획
⑤ 간호기록

20 다음 중 간호단위 감염관리에 대한 설명으로 옳은 것은?

① 병원감염의 원인병원체는 포도상구균이 50~70%로 가장 높은 비율을 차지한다.
② 병원감염의 발생부위는 수술 후 창상감염이 30~40%로 가장 많이 발생한다.
③ 병원감염은 입원환자 자신에게서 발현하는 내인성 감염을 말한다.
④ 병원감염은 중환자실보다 미생물 오염 가능성이 높은 일반 병실에서 발생 빈도가 높다.
⑤ 병원감염 예방을 위한 표준주의는 환자의 진단명과 감염상태에 관계없이 모든 환자에게 적용한다.

19 결과적 접근방법은 목표가 달성되었는지를 환자의 건강상태의 변화, 환자의 지식정도와 자가 간호를 고려함으로써 평가하고, 환자에게 투여된 간호의 결과를 측정하는 것이다. 사망률, 이환률, 만족도, 건강상태, 자가 간호 등을 평가한다.

20 ① 항생제의 발달로 포도상구균은 더 이상 높은 비율을 차지하지 않으며, 오히려 항생제에 대한 내성균 및 새로운 다른 감염균의 비율이 더 높다.
　② 병원감염 발생부위로 비뇨기계가 가장 많다.
　③ 내인성 감염뿐만 아니라 의료인에 의한 직접적인 전달, 환경적인 요인과 의료 기구에 의하여 생길 수도 있다.
　④ 장소는 상관이 없이, 의료진의 손에 의한 감염이 많다. 공기로도 전파된다.

정답 및 해설 19.① 20.⑤

1 A간호사는 장기이식 병동의 간호단위관리자로, 며칠 전에 실시한 '간이식의 최신지견' 보수교육을 통해 알게 된 최신 정보를 병동간호사들에게 알려주었다. 또한 간이식실의 리모델링을 위해 타병원의 사례를 벤치마킹하고 이를 도입하고자 기획하고 있다. 다음 민츠버그(H. Mintzberg,1975)의 관리자의 역할 중 A간호사의 역할에서 제외되는 것은?

① 대표자
② 전달자
③ 섭외자
④ 기업가

2 현대적 관리이론에 속하는 팀제이론, 네트워크조직이론, 학습조직이론, 프로세스조직이론의 주요 관점은?

① 조직의 생존
② 생산성향상
③ 효율적 관리운영 방안
④ 조직의 질서 유지

3 관리이론의 패러다임 변화를 일으키는 데 결정적 역할을 한 이론으로 짝지어진 것은?

① 행정관리론, 상황이론

② 인간관계론, 체계이론

③ 관료제이론, 행태과학론

④ 과학적 관리론, 체계이론

---

1 ① **대표자**: 간호단위의 장으로서 관리자는 의식적인 임무를 수행한다(간호단위의 관리자).
　② **전달자**: 부하직원들이 일상적으로 접할 수 없는 정보를 전달한다(최신정보를 병동간호사들에게 알려주었다).
　③ **섭외자**: 다른 사람들과 상호작용을 통한 교량역할을 한다.
　④ **기업가**: 조직의 변화에 대한 정보를 바탕으로 사업을 추진한다(타병원의 사례를 벤치마킹하고 이를 도입하고
　　자 기획).

2 현대적 관리이론 … 조직의 목표 달성보다 생존을 중시하고, 비합리적인 동기적 측면에 중점을 둔다.

3 ② 인간관계론은 인간에 대한 관점을 비인간적 합리성과 기계적 도구관에서 사회적이고 자연적인 인간관으로
　변화를 일으켰고, 체계이론은 조직에 대한 관점을 폐쇄적 조직에서 체계 간의 관계를 고려하는 개방적 조직으
　로 변화시켰다.
　※ **조직이론**
　　㉠ **폐쇄 합리적 조직이론**: 과학적 관리론, 관료제이론, 행정관리론
　　㉡ **폐쇄 자연적 조직이론**: 인간관계론, 맥그리거의 XY이론
　　㉢ **개방 합리적 조직이론**: 체계이론, 상황이론
　　㉣ **개방 자연적 조직이론**: 팀제이론, 네트워크조직이론, 학습조직이론, 프로세스조직이론

정답 및 해설　1.③　2.①　3.②

4 A간호부에서 간호부의 철학을 새롭게 기술하려고 한다. 그 예로 옳은 것은?

① 인간존중의 사상을 바탕으로 환자중심의 간호를 제공한다.
② 세계와 함께하는 21C 초일류 간호부가 된다.
③ 국민이 질 높은 삶을 영위할 수 있도록 한다.
④ 간호의 질 개선 계획을 수립하고 실천한다.

5 A병원에서는 차기년도 예산수립을 하기 위해 올해 각 부서에서의 활동의 확인하고, 효과성, 효율성, 중요성을 체계적으로 분석한 후 그 결과에 근거하여 자금사용의 우선순위를 결정하려고 한다. A병원에서 사용하고 있는 예산수립방법은?

① 점진적 방법
② 영기준예산법
③ 기획예산제도
④ 활동기준원가계산

6 일정 기간의 경제적 상태를 나타내기 위한 일련의 회계보고서인 재무제표에 대한 설명으로 옳은 것은?

① 재무상태표(대차대조표)를 통해 수익가치를 평가한다.
② 손익계산서는 조직의 재무상태를 나타내는 보고서이다.
③ 자산, 부채, 자본의 규모는 현금흐름표를 통해 알 수 있다.
④ 재무구조의 건전성 및 안정성은 재무상태표(대차대조표)를 통해 확인할 수 있다.

7 조직구조의 기본 유형인 관료조직이 빠르게 변화하는 외적환경에 적응하고 효율성을 높이기 위하여 추진하는 변화는?

① 직무표준화로 조직의 공식화 정도를 높여 업무수행능력을 향상시킨다.

② 계층의 수를 확대하여 통솔범위를 좁힘으로써 관리의 효율성을 증진시킨다.

③ 조직의 수직적 분화정도를 낮추고 팀제 조직으로 전환하여 업무의 효율성을 향상시킨다.

④ 분업의 정도를 높여 짧은 시간 내에 숙련된 기술을 습득함으로써 능률성을 향상시킨다.

---

4 ② 비전 ③ 목적 ④ 통제

5 ① **점진적 방법** : 전년도의 경비에 근거하여 차기년도의 물가 상승률, 소비자 물가지수 등을 추가해 차기 년도의 예산을 세우는 방법
② **영기준 예산제** : 예산의 감축기능 중심의 예산제, 우선순위가 높은 사업 및 활동을 선택하여 실행예산을 결정하는 예산제도
③ **기획예산제도** : 예산의 기획기능이 강화된 예산제, 목표를 달성할 수 있도록 사업계획을 짜고, 그 바탕으로 자금을 체계적으로 배정하는 예산제
④ **활동기준원가계산** : 각 업무 활동 단위마다 소요 경비를 수치화하는 방법

6 ① 손익계산서를 통해 수익가치를 평가한다.
② 대차대조표는 조직의 재무상태를 나타내는 보고서다.
③ 자산, 부채, 자본의 규모는 대차대조표를 통해 알 수 있다.

7 ① 표준화정도가 클수록 조직원의 자유 재량권은 작아지고, 창의성은 감소될 수 있다. 기계적 조직유형
② 계층수를 확대하여 통솔범위를 좁힐수록 정보전달이 늦어지고 의사소통 왜곡 및 환경에 신축성 있는 대응이 어려워진다.
④ 단순, 반복 업무로 조직원의 능력개발·자아실현의 욕구를 저해한다. 고도의 직무 세분화는 기계적 특성에 해당한다.

정답 및 해설 4.① 5.② 6.④ 7.③

8 수직적 구조를 가지고 있는 조직과 관련된 것은?

① 인간관은 X이론에 바탕을 두고 있다.
② 자기통제(자율적)가 가능한 구성원이 많다.
③ 상향적 의사소통이 주로 일어난다.
④ 관리폭이 넓다.

9 A노인요양병원 간호부에서 경력간호사를 선발하기 위해 '병원경력 5년, 석사 이상, 노인전문간호사 자격증 취득자 우대'의 조건으로 간호사 외부모집공고를 시행하였다. 이러한 공고 내용은 다음 중 무엇으로부터 얻을 수 있는가?

① 직무설계
② 직무평가
③ 직무기술서
④ 직무명세서

10 신입 간호사가 희망하는 부서에 배치되었으나 부서업무에 잘 적응하지 못한다면 부서 재배치 시 신중하게 고려할 원칙은?

① 실력주의
② 균형주의
③ 적재적소주의
④ 인재육성주의

11 과학적 관리론에서 생산성 향상을 위해 제안된 '성과에 의한 보상' 원칙을 최근에 인센티브제도로 적용하는데 이 제도의 효과를 거두기 위해서 반드시 고려해야 할 동기부여이론은?

① 2요인이론
② 공정성이론
③ 욕구단계이론
④ 성취동기이론

---

8 수직적 구조
  ㉠ 조직의 계층 수가 증가될수록 관리 폭은 좁다.
  ㉡ 하향적 의사소통이 주로 일어나며 자기통제가 가능한 구성원은 적다.

9 ① 직무설계 : 조직의 과업을 세분화하여 부서나 개인에게 과업을 배정하는 과정
  ② 직무평가 : 다른 직무들과 비교하여 특정한 직무가 갖는 상대적 가치를 측정하는 과정
  ③ 직무기술서 : 직무를 수행하는데 요구되는 사항들을 구체적으로 서면화한 것(포함되어야 할 내용으로는 직무명, 근무위치, 직무개요, 직무내용, 기구와 장비, 물품과 서식, 감독, 근무조건, 위험 등이 있다)
  ④ 직무명세서 : 각 직무에 필요한 자격요건을 직무기술서에서 찾아내어 더욱 상세하게 기술한 것. 직무를 수행하는 사람의 인적특성(성격, 경험, 지식, 교육수준 등)

10 ① 실력주의 : 학력이나 학벌, 연고 따위와 관계없이 본인의 능력만을 기준으로 평가
  ② 균형주의 : 어느 한쪽으로 기울거나 치우치지 않도록 함.
  ④ 인재육성주의 : 단순히 현재의 인적자원이 가진 육체적 힘, 지적 능력, 기술, 경험을 소모적으로 활용하는 것이 아니라 장기적은 측면에서 성장시키면서 활용하는 것

11 ② 공정성이론 : 인센티브제도가 공정하다고 인식되면 공정성을 유지하기위해 동기부여 된다.
  ※ 동기부여이론
    ㉠ 내용이론 : 무엇이 사람들을 동기부여 하는가를 밝혀내고자한다. 욕구단계이론, ERG이론, 2요인이론, 성취동기이론, X-Y이론
    ㉡ 과정이론 : 동기부여과정에서 발생하는 제 변수와 이들 변수들의 상호연관성에 초점을 둔다. 기대이론, 공정성이론, 목표설정이론, 강화이론 등

정답 및 해설 8.① 9.④ 10.③ 11.②

12 거래수단을 사용하여 리더십의 유효성을 제고한 전통적 리더십과 달리 현대의 리더십은 구성원을 변화시키는 리더십을 요구한다. 현대의 리더십 이론으로 옳은 것은?

① 변혁적 리더십은 구성원의 가치와 신념을 바꾸어 조직의 근본적인 변화를 이끈다.

② 슈퍼 리더십은 기존의 리더십보다 더욱 강력하게 조직 전체를 이끄는 영향력을 갖는다.

③ 교환적 리더십은 리더와 부하사이의 교환 관계로 인하여 부하들이 리더의 영향력을 받아들인다.

④ 셀프 리더십은 리더 자신을 스스로 리드하고 부하직원을 셀프리더로 만들어 조직 전체를 자율경영체제로 만들어 가는 리더이다.

13 A병동에서 의료오류가 발생하여 환자에 대한 위해의 가능성이 있었으나, 의료진의 신속한 회복조치에 의해서 원하지 않는 결과가 예방되었다. 어떤 상황인가?

① 근접오류가 발생하였다.

② 위해사건이 발생하였다.

③ 빠뜨림 사건이 발생하였다.

④ 적신호 사건으로 간주된다.

14 인적자원관리의 패러다임 변화에 따른 전략적 인적자원관리(SHRM, strategic human resource management)의 중요 관심은?

① 통제 중심의 인적자원관리

② 활용 중심의 인적자원관리

③ 개발 중심의 인적자원관리

④ 경쟁력 강화의 인적자원관리

15 다양한 분야에서 적용되고 있는 CQI(continuous quality improvement) 활동 시 여러 가지의 질 관리 분석도구를 사용하는데 개선가능성이 높은 문제를 찾아 중점적인 노력을 기울일 수 있도록 도와주는 도구는?

① 런차트(run chart)

② 히스토그램(histogram)

③ 파레토차트(Pareto chart)

④ 인과관계도(fishbone diagram)

---

12 ② **슈퍼 리더십** : 조직 구성원 개개인을 스스로 리드하고 관리할 수 있는 능력을 갖춘 인재로 양성하는 행위 내지 과정

③ **교환적 리더십(거래적 리더십)** : 조직의 목표를 달성하기 위해 구성원들의 노력을 얻어내 그들에게 보상이나 지식, 아이디어 등을 제공하여 구성원들의 욕구를 충족시켜주는 거래관계로 파악하는 리더십

④ **셀프 리더십** : 구성원들 자신이 자기규제와 자기통제에 의해 스스로 이끌어 나가는 것으로서 이 과정에서 리더는 부하들이 그러한 능력을 갖도록 촉진하고 지원하는 것

13 ① **근접오류사건** : 사고가 일어날 뻔 했으나 실제로는 발생되지 않는 사건

② **위해사건** : 의료기관 내에서 발생하는 기대치 않았던 바람직하지 않는 잠재적으로 위험한 사건

④ **적신호 사건** : 사망이나 주요 기능의 영구적 손실이 발생한 사건

14 환경이 빠르게 변화하고 세계화 및 무한 경쟁 시대를 맞이하여 현대에 들어 조직의 경쟁력을 강화한다.

①②③ 고전적 개념의 관심

15 ③ **파레토 차트** : 문제가 발생한 경우 그 원인을 찾아서 대책을 세울 때 무엇부터 고려해야 할지 알려준다. 문제가 큰 것부터 도표 왼쪽에 표시되어 높은 문제를 찾아 중점적인 노력을 기울일 수 있다.

① **런차트** : 시간의 경과에 따라 어떻게 변화하는지 쉽게 알 수 있다.

② **히스토그램** : 각각 구간에 대응하는 통계량을 세로의 막대 모양 길이로 표시한 그래프이다.

④ **인과관계도** : 결과에 영향을 주는 모든 요인 간의 관계와 순서를 정리하는 데 이용한다.

정답 및 해설 12.① 13.① 14.④ 15.③

16 환자와 직접 관계된 비정상적인 사건이 발행하였다. 사건 발생 직후의 행동으로 옳은 것은?

① 사건보고서를 작성하고 환자의 차트와 같이 보관하였다.

② 적신호 사건임이 판단되어 72시간 이내 병원 환자안전담당자에게 환자안전보고서를 제출하였다.

③ 환자의 차트에 해당 사건에 대한 객관적이고 정확한 상황을 기록하였다.

④ 사건보고서에 해당 사건의 발생 이후에 행해진 치료에 대해 기록하지 않았다.

17 환자에게 적용한 안전관리로 옳은 것은?

① 혈액과 수혈기록표를 담당간호사와 다른 간호사를 포함하여 2인이 다시 한 번 차트와 대조하여 확인하고 각각 서명한다.

② 화재 발생 시, 피난 우선순위는 화재 발생병실 환자, 경환자, 중환자, 화재 발생병실 옆 병실환자, 직원 순이다.

③ 오랜 침상안정 후 처음 보행할 때는 보조적인 도움 없이 혼자서 걸어보도록 하여 어지러움 여부를 확인한다.

④ 간호사는 환자에게 억제대 적용이 필요하다고 판단되는 경우 의사와 협의하여 의사 처방에 의해 적용한다.

18 A간호사의 수술위치확인 오류로 인해 위암 환자에게 유방 절제술이 시행되어, 이 환자에게 신체상의 손해가 발생하였다. 이 상황에서 간호사의 과실이 인정될 경우, A간호사에게 주어질 형사적 책임은?

① 불법행위 책임

② 채무불이행 책임

③ 사용자 배상책임

④ 업무상 과실치상죄

19 간호사의 법적 의무 중 주의의무에 대한 설명으로 옳은 것은?

① 주의의무는 유해한 결과가 발생되지 않도록 의식을 집중할 의무를 말한다.

② 주의의무 이행여부의 판단은 통상적인 간호사의 전문적 지식을 기준으로 한다.

③ 간호사의 주의의무 불이행에 대한 민사책임은 간호사 본인에게만 있다.

④ 주의의무는 결과발생을 예견하여 주의하는 것으로 간호 행위 전에 이행되어야 한다.

---

16 ① 사건보고서는 환자의 차트와 같이 보관하지 않는다.

　　② 24시간 이내에 제출한다.

　　④ 행해진 치료에 대해 기록해야 한다.

17 ① 2명의 의료인이 환자이름, 환자번호, 혈액형, 혈액제제, 혈액번호, 유효기간 확인 후 co-sign한다.

　　② 화재발생 시 피난 우선 순위를 환자유형과 장소를 함께 포함시켜 정하기는 어렵지만 종합적으로 환자유형별로는 경환자→중환자→직원 순으로, 화재장소로는 화재발생병실→화재발생병실 옆으로 점차 먼 병실 순이다.

　　③ 보조적인 도움 있어야 한다.

18 ①②③ 민사적 책임　④ 형사적 책임(주의의무 위반을 한 과실)

19 ② 주의의무 이행여부의 판단은 통상적인 간호사의 일반적 지식을 기준으로 한다.

　　③ 간호사의 주의의무 불이행에 대한 민사책임은 간호사, 의사 또는 병원에게 책임을 물릴 수 있다.

　　④ 주의의무는 간호 행위 과정에 이행되어야 한다.

정답 및 해설　16.③　17.①④(복수정답)　18.④　19.①

20 마케팅 전략 수립을 위한 시장 세분화 개념을 간호서비스에 적용했을 때, 시장세분화 분류가 옳지 않은 것은?

① 간호사 – 내부시장
② 의료용품 제조업자 – 고객시장
③ 국민건강보험공단 – 영향자시장
④ 간호협회 등 의료관련 전문단체 – 간호서비스 의뢰시장

20 ② 의료용품 제조업자 - 공급업자 시장

1 조직 관리 성과를 측정하는 데 있어 효과성에 대한 설명으로 옳은 것은?

① 경제적 개념을 내포하며 투입과 산출에 대한 관계를 측정한다.

② 자원 활용을 고려하여 개인이나 조직이 수행한 성과의 공평성을 측정한다.

③ 가치 추구의 개념을 내포하며 조직 목적의 달성 정도를 측정한다.

④ 조직 목적을 달성하기 위해 자원을 생산적으로 사용했는가를 측정한다.

2 목표 관리(management by objectives, MBO)에 대한 설명으로 옳지 않은 것은?

① 목표 설정의 과정은 상·하급자 간의 공동 목표 설정으로 이루어진다.

② 목표 관리의 과정은 피드백을 통하여 재계획이 이루어지는 순환 과정이다.

③ 목표 관리는 성과의 양적 측면보다 질적 측면을 중시하므로 계량화된 목표는 무시되는 경향이 있다.

④ 목표 관리의 활용 시 미리 뚜렷한 목표와 수단, 방법을 결정하여 계획적으로 업무를 수행함으로써 조직의 성과가 향상될 수 있다.

3 조직화의 원리 중 명령 통일의 원리에 대한 설명으로 옳은 것은?

① 조직 구성원들에게 가능한 한 가지의 주된 업무를 부여한다.

② 조직 구성원들의 업무 수행 효율화를 위해 업무를 전문화한다.

③ 조직 구성원들에게 권한과 책임에 따른 직무의 등급을 부여한다.

④ 조직 구성원은 한 사람의 직속상관과 공식적 의사소통 채널을 갖는다.

---

1 ①②④ 효율성에 대한 설명이다. 효율성이란 투입된 만큼 얼마나 잘했는지, 투입 대비 산출의 개념이다.

※ 효과성
  ㉠ 목적과 관련된 개념
  ㉡ 조직의 목적에 적합한지, 조직의 목적을 어느 정도 달성했는지 측정함
  ㉢ 하고자 하는 일을 올바르게 함을 의미함
  ㉣ 의도된 바의 산출물을 생산하는 과정의 정도를 의미함

2 목표관리에 있어서 매우 중요한 것은 구체적이고 측정 가능한 목표(명확한 목표)의 설정이다. 명확한 목표 설정은 구성원들의 책임영역을 분명하게 하고, 역할 갈등과 모호성을 감소시켜 관리자로 하여금 효율적인 관리를 할 수 있도록 한다.

3 명령 통일의 원리는 명령 보고의 상호대상과 책임소재가 명확하다.
  ①② 분업전문화의 원리 ③ 계층제의 원리

정답 및 해설 1.③ 2.③ 3.④

4 진료비 지불제도 중 포괄수가제와 비교하여 행위별수가제의 장점은?

① 국민 의료비 억제 가능
② 진료비 관리 운영 편리
③ 과잉 진료 및 의료 서비스의 오남용 억제
④ 환자에게 양질의 고급 의료 서비스 제공

5 다음 글에 해당하는 직무 수행평가 방법은?

> 관리자가 직무에 해당하는 중요 영역들을 추출하여 몇 개의 범주 또는 차원으로 나눈 다음 각 범주의 주요 직무내용을 6~10개 정도의 항목으로 나누어 평가하는 방법으로, 장점과 개선점을 제시할 수 있고 평가 시 주관성을 줄여 나갈 수 있는 방법이다.

① 서열법
② 중요사건 기록법
③ 강제 배분법
④ 행위기준 평정척도법

6 현재 우리나라 건강보험의 간호관리료에 대한 설명으로 옳지 않은 것은?

① 일당 수가의 개념을 적용하고 있다.
② 중환자실은 간호관리료 차등제가 적용되지 않고 있다.
③ 일반병동의 경우 상급종합병원은 1~6등급으로 구분하며, 6등급으로 갈수록 간호관리료 수가가 감소한다.
④ 일반병동의 경우 종합병원은 1~7등급으로 구분하며, 7등급의 경우 지역에 따라 차등감산할 수 있다.

7 다음 글에 적합한 조직의 형태는?

> 400병상 규모의 A대학병원에서 앞으로 2년간 장루환자교육을 위한 프로토콜 개발을 위하여 장루환자 간호 경력 5년 이상인 외과병동의 간호사, 간호교육 담당간호사, 상처 전문 간호사 등으로 조직을 구성하였다. 이 개발이 끝나면 해당 간호사들은 다시 본래 소속되어있던 부서로 돌아갈 예정이다.

① 프로젝트 조직

② 라인 조직

③ 라인-스텝 조직

④ 비공식 조직

---

4 ①②③ 포괄수가제의 장점

 ※ **행위별 수가제와 포괄 수가제**

  ㉠ **행위별 수가제** : 개별 행위 각각에 수가를 산정하는 것

  ㉡ **포괄 수가제** : 질병군(혹은 환자군)별로 미리 책정된 정액진료비를 병·의원에 지불하는 제도로 질병군(환자군)별로 관리가 잘 됨

5 **행위기준 평정척도법** … 평가직무를 관찰 가능한 행위의 성과로 측정할 수 있도록 척도화한 방법으로 교육이나 임금 등의 자료로 이용될 수 있는 실제 직무 행위를 계량적으로 파악할 수 있다. 도표식과 중요사건 기록법으로, 직무분석에 기초하여 주요과업분야를 선정하고 이 과업 분야별로 바람직한 또는 바람직하지 않은 행태의 유형 및 등급을 구분하여 제시한 뒤 각 등급마다 중요행태를 명확하게 기술하여 점수를 부여하는 방법이다.

6 ② 2008년도부터 중환자실도 간호관리료 차등제를 도입하여 적용 중이다.

7 **프로젝트 조직** … 조직에 기동성을 부여한 일종의 대체 조직으로 어떤 특정 과제나 목표를 달성하기 위해 만들어진 비일상적인 임시적이며 동태적인 조직이다. 여러 직능을 통합하고 체계화하며 지위고하를 막론하고 능동적인 의사소통 및 상호작용을 통해 문제를 해결한다. 거의 완전한 수평적 조직으로, 한 사람의 전문적인 프로젝트 책임자의 책임아래 관리되어 지위가 독립되어있고, 과업이 매우 구체적이라는 특징을 가지고 있다.

정답 및 해설 4.④ 5.④ 6.② 7.①

8 테일러(Taylor)의 과학적 관리론에 대한 설명으로 옳은 것은?

① 사람의 적성과 능력은 누구나 동일하다.

② 한 번에 여러 가지 일을 동시에 하는 것이 능률적이다.

③ 직무의 기술적인 측면을 과학적으로 밝히는 것이 필수적이다.

④ 인간의 사회적, 심리적 욕구가 충족되면 생산성이 높아진다.

9 다음 글에 해당하는 의사결정 방법은?

> 의료기간평가 방법에 대해서 전문가들 각각의 의견을 우편으로 조사하고, 이 의견들을 정리한 후 다시 전문가에게 배포하여 의견을 수렴함으로써 합의가 이루어질 때까지 해결책을 찾으려는 방법이다.

① 전자회의 기법

② 델파이 기법

③ 명목집단 기법

④ 브레인스토밍 기법

10 하우스(House)의 경로-목표이론에서 제시한 리더십 유형에 대한 설명으로 옳은 것은?

① 지시적(directive) 리더십은 구성원에게 무엇을 기대하며 어떻게 과업을 성취할 것인가에 대한 지침을 제시하는 유형이다.

② 참여적(participative) 리더십은 구성원의 복지와 욕구에 관심을 보이며 구성원에게 진실된 관심을 보이는 유형이다.

③ 성취지향적(achievement-oriented) 리더십은 구성원에게 최대의 자유를 허용하며 구성원에 대한 통제가 없는 유형이다.

④ 후원적(support) 리더십은 구성원에게 높은 수준의 목표에 도전하고 최고 수준의 업적을 달성하도록 자극하는 유형이다.

---

8 **과학적 관리론** … 인간의 합리성을 바탕으로 최소의 투입으로 최대의 산출을 올릴 최선의 방법을 탐구하여 최적의 조건에서 근로자가 할 수 있는 최대의 작업량을 확보하는 것으로 근로자의 효율성과 생산성을 향상시키는 방법에 과학적 원칙을 적용한다. 근로자의 표준과업량(생산량)을 설정한 후 그에 따른 최고의 방법을 규정함으로 과업 내용 설계 및 수행방법 결정의 과학화를 이룰 수 있다. 폐쇄적 조직이론으로 X이론적 인간관에 따르며 생산율에 따라 보수를 지급하는 성과급제도를 채택하고, 상의하달식 의사 전달이 특징이다.

9 **델파이 기법** … 전문가들의 의견을 모아서 결정안을 만드는 시스템적인 방법으로 한 문제에 대해 설문지를 통해 다수의 전문가에게 우편으로 의견이나 아이디어를 수집한다. 그리고 수집된 아이디어를 분석하여 요약된 결과를 전반적인 합의가 이루어질 때까지 전문가에게 자료로 제공, 수집, 분석하는 과정을 반복한다. 그러나 시간이 많이 소모되고 복잡하다는 단점을 가지고 있다.

10 ② 후원적 리더십에 대한 설명이다.
　③ 참여적 리더십에 대한 설명이다.
　④ 성취지향적 리더십에 대한 설명이다.
　※ **지시적 리더십** … 리더가 부하의 활동을 기획, 조직, 통제하는 구조주도적인 리더십으로 부하에게 기대하고 있는 것을 알려주고, 구체적으로 지시하며 부하의 질문에 답하는 유형이다. 과업목표를 설정하고 개인에게 책임을 할당하기에 과업구조가 모호하거나 부하가 리더에게 복종적이고 의존적인 경우나 리더가 강력한 직위권한을 가지고 있는 경우 효과적이다.

정답 및 해설 8.③ 9.② 10.①

11 기획의 개념 중 조직 목표에 대한 설명으로 옳은 것은?

① 조직이 존재하는 사회적 이유로 기획이 지향하는 도달점을 의미한다.

② 구성원의 행동을 이끌어가는 가치 또는 신념으로 기획을 성취하기 위한 방법이나 방향성을 서술한 것이다.

③ 조직이 활동을 통해 달성하고자 하는 성과를 구체적인 수치로 표현한 것으로 결과를 측정하고 평가할 수 있도록 한다.

④ 조직의 의사결정을 안내하고, 구성원의 행동 방침을 결정하는 지침으로 조직을 공평하고 일관성 있게 운영하게 한다.

12 다음 내용에 해당하는 마케팅믹스 전략은?

> 최근 원격 진료 시스템과 인터넷을 통한 상담과 진료 등으로 의료서비스의 접근이 용이하게 되었다.

① 제품 전략

② 유통 전략

③ 수가 전략

④ 촉진 전략

13 입원 병동을 대상으로 간호 업무의 질을 구조적인 측면에서 평가하고자 할 때 고려해야 하는 항목은?

① 환자의 만족도

② 환자의 기능 수준

③ 환자 문제 사정 및 기록

④ 환자 대 간호사의 비율

14 2013년에 개정된 '한국 간호사 윤리강령'에서 제시하고 있는 '전문가로서 간호사의 의무'에 해당하는 것은?

① 건강 환경 구현
② 관계윤리 준수
③ 건강 및 품위 유지
④ 생명과학기술과 존엄성 보호

---

11 목표설정이란 조직의 비전에 따라 일정한 기간 내에 성취하려는 업무의 정도를 목표로 설정하는 것으로 목적은 개인이나 조직의 건설적인 미래에 대한 기대인 반면에 목표는 직원의 행동이나 수행에 대한 서술로서 목적을 보다 구체적이고 측정가능하게 하여 목적의 달성을 평가할 수 있도록 한다.

12 제시된 지문은 접근성과 관련된 것이다. 제품의 분배는 소비자들의 시간과 장소의 효용을 제공하는 능력에 영향을 미치며 유통경로(place)는 서비스가 제공되는 장소, 서비스 전달체계, 직원의 전문성이나 예의 등으로 간호서비스 환경을 향상시킨다. 예를 들어, 물리적 접근은 장소의 다양화, 원격 진료 등이며, 정보적 접근성은 상담이나 설명, 조언 등이고, 시간적 접근성은 대기나 예약, 야간진료 같은 것이다.

13 ①② 결과적 평가 ③ 과정적 평가

구분	구조적 평가	과정적 평가	결과적 평가
특징	간호가 수행되는 구조, 환경, 전달체계	간호실무과정, 간호과정측정	목표달성 정도
평가시표준	물리적 시설, 직원의 자격, 정책, 절차, 인력개발프로그램	간호업무수행, 환자교육, 의사소통	자가간호 수준, 환자 만족도
문제점	• 간호의 질 관련 지표로 보기 어려움 • 비용이 많이 듦	정확한 간호표준이 없는 경우 평가가 어려움	시간이 많이 걸리므로 측정시기의 적정기준 어려움

14 2013년 7월 개정된 한국 간호사 윤리강령 중 전문가로서의 간호사 의무는 간호표준 준수, 교육과 연구, 전문적 활동, 정의와 신뢰의 증진, 안전한 간호제공, 건강 및 품위 유지이다.

정답 및 해설 11.③ 12.② 13.④ 14.③

15 다음 글에 해당하는 도나베디안(Donabedian)의 질 평가 접근법은?

> 의료기간 인증평가 중 평가단원이 환자와 보호자에게 '입원 시 환자 권리와 책임에 대해 설명을 들으셨습니까?', '어떤 방법으로 설명을 들었습니까?', '직원에게 직접 들으셨습니까? 아니면 안내문을 받으셨습니까?' 라고 질문하였다.

① 구조적 접근법
② 과정적 접근법
③ 결과적 접근법
④ 임의적 접근법

16 기대이론을 적용할 때, 다음 글에서 기혼 간호사들의 상황에 가장 부합한 것은?

> A병원에서는 설명 잘하는 간호사를 선발하여 수상자 5명에게 1년간 모든 경비를 지원하는 해외연수기회를 부여하기로 하였다. 그러나 A병원 기혼 간호사의 비율은 60%로 이들은 임신, 출산, 육아의 문제로 해외연수 기회를 크게 반기지 않고 있다.

① 유인가(valences)가 낮다.
② 수단성(instrumentalities)이 낮다.
③ 기대치(expectancies)가 낮다.
④ 보상(outcomes)이 적다.

17 병원 감염에 대한 설명으로 옳은 것은?

① 입원 당시 있었던 기존의 감염증이 악화되거나 합병증이 생긴 것을 말한다.

② 임신 기간 동안 모체의 감염으로 태아에게 수직 감염이 발생한 것을 말한다.

③ 이식물 삽입수술을 제외한 수술의 경우에는 퇴원 후 60일 이내에 발생한 감염을 말한다.

④ 환자와 의료인을 포함한 병원 근로자, 보호자, 방문객 등 병원 환경을 접하는 사람에게서 발생한 것을 말한다.

---

15 도나베디안(Donabedian)의 질 평가 접근법

㉠ 구조 : 진료의 수단과 여건을 평가한다. 시설, 장비, 의료 종사자의 수와 자질 등을 평가한다.

㉡ 과정 : 의료진의 진료 활동을 대상으로 치료과정이나 수술결정의 의사결정과정을 평가한다. 진료과정 중 의사소통이 제대로 되는지, 표준화된 진료서비스가 제공되고 있는지 등을 평가한다.

㉢ 결과(성과) : 사망률, 합병증률, 감염률 등의 성과지표 선정하고 결과에 따라 관리한다.

16 기대이론 … 개인적 유의성 또는 사회적 가치들에 기초한 선호도에 의해 인간이 동기부여 된다고 보고 인간이 기본적으로 어떤 행동을 할 경향은 기대감 · 수단성 · 유의성에 의해 동기부여가 된다는 이론이다.

㉠ 기대감 : 일정한 노력을 하면 필요한 성과수준 달성할 수 있으리라 믿는 가능성

㉡ 수단성 : 일정수준의 성과를 달성하면 보상을 얻을 수 있다는 가능성

㉢ 유의성 : 노력의 결과로 예상되는 보상에 대해 개인이 느끼는 매력정도

㉣ 보상 : 일과 조직에 대한 개인의 관점, 일의 성취에 대한 기대

17 병원 감염 … 입원 당시 감염과 관련된 증상이 없었으며, 감염증의 잠복상태도 아닌 감염증이 입원기간에 혹은 수술 환자의 경우 수술 후 30일 이내에 발생하는 것을 말한다. 또한 의료진과 그 외 병원직원, 보호자, 방문객이 환자에게서 감염되는 것도 병원 감염에 포함된다.

정답 및 해설 15.② 16.① 17.④

18 병원의 감염 관리 방법에 대한 설명으로 옳지 않은 것은?

① 병원 내 모든 환자들에게 표준주의 방법을 적용하여 손 씻기를 한다.

② 격리 환자에게 사용한 비닐 가운은 감염성 폐기물이 아니므로 일반 환자와 동일한 방법으로 수거한다.

③ 공기주의 격리 방법을 적용받는 환자들은 병실 내 음압을 유지하도록 한다.

④ 반코마이신 내성 장알균(VRE)에 감염된 환자는 전용 격리실이 없는 경우에 코호트 격리 방법을 적용한다.

19 다음 상황에 적용되는 의료진의 윤리적 원칙과 거리가 먼 것은?

> 말기 암 환자인 A씨는 이제 진통제도 잘 듣지 않는다. 심각한 통증으로 마치 짐승처럼 계속 울부짖으며 몸부림치고 고통으로 잠도 잘 수 없다. 환자는 빨리 죽기를 간절히 소망하여 오늘 점심부터 음식을 거부하고 있다.

① 정의의 원칙

② 선행의 원칙

③ 악행 금지의 원칙

④ 자율성 존중의 원칙

20 현재 우리나라의 의료기관 인증제도에 대한 설명으로 옳지 않은 것은?

① 상급종합병원은 의무적으로 인증 신청을 하도록 '의료법'에 명시되어있다.

② 의료기관 인증에 관한 업무를 의료기관평가인증원에 위탁하고 있다.

③ 의료기관 인증 기준에 환자 만족도, 환자의 권리와 안전 등을 포함하고 있다.

④ 의료기관 인증 유효기간은 4년이나, 조건부인증의 경우에는 유효기간을 1년으로 한다.

---

18 ② 감염성폐기물로 별도로 분류하여, 분리수거통에 표기하여 수거해야 한다.

19 ① 환자의 권리를 존중하고, 신분이나 부에 상관없이 공정하게 치료를 받도록 해야 한다.
② 과학과 의학 등 생명과 관련된 일들은 선을 목적으로 적극적으로 시행되어야 한다.
③ 환자에게 해를 끼치는 행위를 해서는 안 된다.
④ 개인의 자율성을 최우선으로 존중해야 한다.

20 ① 의료법에 인증 신청이 의무적으로 명시되어있는 곳은 요양병원, 정신병원이다. 나머지 병원은 자율적으로 신청하도록 되어있다. 상급종합병원이나 수련병원이나 전문병원은 전제 조건으로 인증 신청이 들어있다.

정답 및 해설 18.② 19.① 20.①

1 간호조직의 성과 측면에서 효과성(effectiveness)은 충족했지만 효율성(efficiency)이 떨어지는 경우는?

① 자원을 최소한으로 투입하여 조직 목표를 달성한 경우

② 자원을 적정 수준으로 투입하여 조직 목표를 달성한 경우

③ 자원을 산출보다 더 많이 투입하여 조직 목표를 달성한 경우

④ 자원을 적정 수준으로 투입하였지만 조직 목표를 달성하지 못한 경우

2 간호관리자가 메이요(E. Mayo)의 인간관계론을 적용하여 조직 관리를 할 때 취할 수 있는 행동은?

① 간호사의 개인별 능력에 따라 업무를 배정하고 전문화시킨다.

② 간호업무지침서를 작성·보완하여 구성원들이 준수하도록 한다.

③ 신규 간호사의 사회적, 심리적 어려움에 관심을 갖고 주기적으로 고충 상담을 한다.

④ 간호사의 직무 능률을 높이기 위해 복잡한 환경적 요소를 전체적 관점에서 개선한다.

3 조직 유형 중 팀 조직에 대한 설명으로 옳은 것은?

① 팀 구성원 간 상호 의존성이 낮다.

② 팀워크를 촉진하기 위해 리더가 통제권을 행사한다.

③ 의사결정에 필요한 정보가 리더에게 집중되어 있다.

④ 조직 내외의 환경 변화에 적응하는 유연성이 높다.

4 간호조직의 성과 측정을 위한 목표 진술로 옳은 것은?

① 입원 환자의 퇴원 계획에 환자의 선호도를 최대한 반영한다.

② 연말까지 실무교육을 이수하는 간호사 비율을 전년도 대비 15% 증가시킨다.

③ 입원 환자의 50% 이상에서 간호과정을 적용하여 간호의 질을 높인다.

④ 병원 감염 발생률을 2주마다 분석하여 병원 감염을 예방한다.

---

1 효과성과 효율성
　　㉠ 효율성 : 최소 자원의 투입으로 최대의 건강수준을 얻을 수 있는 정도
　　㉡ 효과성 : 건강수준의 향상에 기여한다고 인정된 의료서비스 수행의 정도

2 메이요의 인간관계론은 직업과 관련된 사회적 환경에 중점을 둔다. 인간관계론을 적용하여 조직관리를 할 때
　 취할 수 있는 행동으로는 ③이 적절하다.

3 ① 팀 구성원 간 상호 의존성이 높다.
　 ② 팀 조직을 이끌어가는 팀장은 과거의 권위주의식의 지시나 통제 위주보다는 과업수행에 대해 조직구성원을
　　　 보다 동기화시키고, 구성원의 어려운 점에 대해 조언을 해 주며, 구성원 간 불화를 조정해 주는 조정자로서
　　　 의 역할이 요구된다.
　 ③ 팀 구성원은 서로 간에 원활한 의사소통과 협동을 통해 공통의 목표를 이루어 나간다.

4 ② 측정 가능한 목표와 성과 달성 기한이 진술되어 있다.

정답 및 해설　1.③　2.③　3.④　4.②

5 위조(fabrication)에 해당하는 연구 부정행위는?

① 실제 환자 인터뷰를 하지 않고 가상의 응답을 만들어 연구에 사용하는 행위

② 사전에 기대했던 연구결과를 얻기 위해 데이터를 임의로 수정하는 행위

③ 다른 연구자의 논문 내용을 인용 표시 없이 자신의 논문에 기술하는 행위

④ 연구에 참여하지 않은 사람을 허락 없이 저자에 포함시키는 행위

6 다음 중 「의료법」상 보건복지부장관이 면허를 반드시 취소하여야 하는 경우는?

① 면허증을 빌려준 간호사

② 간호기록부를 거짓으로 작성한 간호사

③ 향정신성의약품 중독자로 판정된 간호사

④ 간호사의 품위를 심하게 손상시키는 행위를 한 간호사

7 활동성 결핵으로 입원한 환자가 MRSA(메티실린내성황색포도알균, Methicillin-Resistant Staphy-lococcus Aureus) 양성으로 확인되었다. 이에 간호사의 감염 관리 중재로 옳은 것은?

① 손을 씻고 격리실을 나와서 바로 가운을 벗는다.

② 격리실의 공기순환장치 가동을 중단하고, 환자에게 마스크를 착용하게 한다.

③ 음압 장치가 가동되고 있는 격리실을 사용하고, 항시 출입문을 닫는다.

④ 다른 MRSA 양성 환자와 함께 격리실을 사용하되 두 병상 간에 커튼을 친다.

8 간호조직이 구조적, 기술적, 구성원 측면에서 계획적 변화를 시도하려고 한다. 이에 해당하는 구조적 접근법은?

① 전자간호기록용 소프트웨어를 최신 버전으로 업그레이드한다.

② 간호단위 관리자의 권한과 책임을 확대하여 운영의 자율성을 높인다.

③ 공기 감염병 환자의 관리를 위해 음압시설을 갖춘 병실 수를 20% 증가시킨다.

④ 근거기반 간호중재의 비용-효과성을 교육하고 이를 적용하도록 권장한다.

---

5 ② 변조 ③ 표절 ④ 부당한 논문 저자 표시

※ **연구 부정행위** … 연구 개발 과제의 제안, 연구 개발의 수행, 연구 개발 결과의 보고 및 발표 등을 할 때에 다음의 어느 하나에 해당하는 행위를 하는 것

ㄱ 연구자 자신의 연구 개발 자료 또는 연구 개발 결과를 위조 또는 변조하거나 그 연구 개발 자료 또는 연구 개발 결과에 부당한 논문 저자 표시를 하는 행위

ㄴ 연구자 자신의 연구 개발 자료 또는 연구 개발 결과 등에 사용하기 위하여 다른 사람의 연구 개발 자료 또는 연구 개발 결과 등을 표절하는 행위

6 ③ 마약 · 대마 · 향정신성의약품 중독자는 의료인 결격사유에 해당한다. 따라서 보건복지부장관은 면허를 반드시 취소하여야 한다.

7 ③ 음압 장치란 기압차를 이용해 병실 공기가 밖으로 나가지 못하도록 한 장치이다. 활동성 결핵으로 입원한 환자가 MRSA 양성으로 확인된 경우, 음압 장치가 가동되고 있는 격리실을 사용하고 항시 출입문을 닫는다.

8 ② 간호단위 관리자의 권한과 책임을 확대하여 운영의 자율성을 높이는 것은 계획적 변화모형의 접근법에 해당한다.

※ **변화계획의 수립(Change Plans)** … 문제요인을 구조적, 기술적, 그리고 구성원들의 행동측면에서 분석하고, 조직 내의 여러 가지 공식적 및 관습적 제약조건을 고려하여 실행가능한 변화전략과 변화방법을 중심으로 변화 계획을 수립한다.

정답 및 해설 5.① 6.③ 7.③ 8.②

9 환자안전사고에 대한 설명으로 옳지 않은 것은?

① 환자에게 위해(harm)를 발생시키지 않은 의료오류를 근접오류(near miss)라고 한다.

② 환자의 질병으로 인해 예측불가능하게 위해(harm)가 발생한 사건을 위해사건(adverse event)이라고 한다.

③ 현재의 의학적 지식수준에서 예방 가능한 위해(harm)가 의료오류로 인해 발생했다면 의료 과오의 가능성이 있다.

④ 사망 혹은 심각한 신체적·정신적 손상을 동반하거나 그러한 위험을 초래할 수 있는 기대하지 않은 사건을 적신호사건(sentinel event)이라고 한다.

10 직무수행평가 방법에 대한 설명으로 옳은 것은?

① 강제배분법은 소수의 피평가자를 대상으로 할 때 유용하다.

② 도표식 평정척도법은 평가자의 관대화 또는 가혹화 경향을 예방한다.

③ 목표관리법은 장기적인 목표를 위주로 하여 정성적 평가 기준을 주로 활용한다.

④ 행위기준 평정척도법(BARS)은 직무와 관련된 구체적 행동 기준을 척도로 사용한다.

11 병원에서 간호관리료 차등제 1등급 기준에 맞추어 간호 인력을 산정하였다. 이에 적용된 간호 인력 산정방법은?

① 서술적 접근 방법

② 산업공학적 접근 방법

③ 관리공학적 접근 방법

④ 원형평가적 접근 방법

9 환자안전사고 분류기준

　ⓐ 근접오류 : 사고가 발생했으나 환자에게 도달하지 않음

　　　예 투약오류 직전 발견, 낙상 직전 발견 등

　ⓑ 위해사건 : 치료 중재가 필요하나 해결가능한 사건

　　　예 투약오류, 도주 성공(소재 확인), 낙상, 욕창 등

　ⓒ 적신호사건 : 영구적인 손상, 사망을 초래한 사건

　　　예 도주(소재 확인 불가), 뇌손상, 사망 등

10　① 강제배분법은 다수의 피평가자를 대상으로 할 때 유용하다.

　② 도표식 평정척도법의 단점으로 평정요소의 선택 곤란, 집중화·관대화·연쇄효과의 발생을 꼽는다.

　③ 목표관리법은 측정이 가능한 단기 목표를 위주로 한다.

11 서술적 접근 방법

　ⓐ 환자를 유형에 따라 분류하여 설정한 간호표준에 따라 간호인력을 산정한다.

　ⓑ 간호업무를 수행하기 위해 필요한 수를 환자와의 비율로 결정한다.

　ⓒ 산정과정이 비교적 쉽고 빨리 수행할 수 있다.

　ⓓ 간호업무와 간호시간에 의한 간호인력 산정방법이다.

정답 및 해설　9.② 10.④ 11.①

12 다음 「의료법」 제21조 제2항에도 불구하고, 예외적으로 허용하는 경우는?

> 의료인, 의료기관의 장 및 의료기관 종사자는 환자가 아닌 다른 사람에게 환자에 관한 기록을 열람하게 하거나 그 사본을 내주는 등 내용을 확인할 수 있게 하여서는 아니 된다.

① 의사결정이 가능한 환자의 배우자가 방문하여 배우자 본인의 동의서와 가족관계증명서를 제출하는 경우
② 질병관리본부장이 감염병의 역학조사를 위하여 필요하다고 인정하여 감염병환자의 기록을 요청하는 경우
③ 근로자가 산업재해로 인하여 「산업재해보상보험법」에 따라 보험급여를 받은 후 고용주가 기록을 요청하는 경우
④ 한국의료분쟁조정중재원의 감정위원이 A기관에서 발생한 의료사고의 원인 조사를 위해 B기관이 보관 중인 해당 환자의 과거 기록을 요청하는 경우

---

12 기록 열람 등〈의료법 제21조 제2항, 제3항〉

㉠ 의료인, 의료기관의 장 및 의료기관 종사자는 환자가 아닌 다른 사람에게 환자에 관한 기록을 열람하게 하거나 그 사본을 내주는 등 내용을 확인할 수 있게 하여서는 아니 된다.

㉡ ㉠에도 불구하고 의료인, 의료기관의 장 및 의료기관 종사자는 다음 각 호의 어느 하나에 해당하면 그 기록을 열람하게 하거나 그 사본을 교부하는 등 그 내용을 확인할 수 있게 하여야 한다. 다만, 의사·치과의사 또는 한의사가 환자의 진료를 위하여 불가피하다고 인정한 경우에는 그러하지 아니하다.

• 환자의 배우자, 직계 존속·비속, 형제·자매(환자의 배우자 및 직계 존속·비속, 배우자의 직계존속이 모두 없는 경우에 한정) 또는 배우자의 직계 존속이 환자 본인의 동의서와 친족관계임을 나타내는 증명서 등을 첨부하는 등 보건복지부령으로 정하는 요건을 갖추어 요청한 경우

• 환자가 지정하는 대리인이 환자 본인의 동의서와 대리권이 있음을 증명하는 서류를 첨부하는 등 보건복지부령으로 정하는 요건을 갖추어 요청한 경우

• 환자가 사망하거나 의식이 없는 등 환자의 동의를 받을 수 없어 환자의 배우자, 직계 존속·비속, 형제·자매(환자의 배우자 및 직계 존속·비속, 배우자의 직계존속이 모두 없는 경우에 한정) 또는 배우자의 직계 존속이 친족관계임을 나타내는 증명서 등을 첨부하는 등 보건복지부령으로 정하는 요건을 갖추어 요청한 경우

• 「국민건강보험법」 제14조, 제47조, 제48조 및 제63조에 따라 급여비용 심사·지급·대상여부 확인·사후관리 및 요양급여의 적정성 평가·가감지급 등을 위하여 국민건강보험공단 또는 건강보험심사평가원에 제공하는 경우

- 「의료급여법」제5조, 제11조, 제11조의3 및 제33조에 따라 의료급여 수급권자 확인, 급여비용의 심사·지급, 사후관리 등 의료급여 업무를 위하여 보장기관(시·군·구), 국민건강보험공단, 건강보험심사평가원에 제공하는 경우
- 「형사소송법」제106조, 제215조 또는 제218조에 따른 경우
- 「군사법원법」제146조, 제254조 또는 제257조에 따른 경우
- 「민사소송법」제347조에 따라 문서제출을 명한 경우
- 「산업재해보상보험법」제118조에 따라 근로복지공단이 보험급여를 받는 근로자를 진료한 산재보험 의료기관(의사를 포함)에 대하여 그 근로자의 진료에 관한 보고 또는 서류 등 제출을 요구하거나 조사하는 경우
- 「자동차손해배상 보장법」제12조 제2항 및 제14조에 따라 의료기관으로부터 자동차보험진료수가를 청구 받은 보험회사 등이 그 의료기관에 대하여 관계 진료기록의 열람을 청구한 경우
- 「병역법」제11조의2에 따라 지방병무청장이 병역판정검사와 관련하여 질병 또는 심신장애의 확인을 위하여 필요하다고 인정하여 의료기관의 장에게 병역판정검사대상자의 진료기록·치료 관련 기록의 제출을 요구한 경우
- 「학교안전사고 예방 및 보상에 관한 법률」제42조에 따라 공제회가 공제급여의 지급 여부를 결정하기 위하여 필요하다고 인정하여 「국민건강보험법」제42조에 따른 요양기관에 대하여 관계 진료기록의 열람 또는 필요한 자료의 제출을 요청하는 경우
- 「고엽제후유의증 등 환자지원 및 단체설립에 관한 법률」제7조 제3항에 따라 의료기관의 장이 진료기록 및 임상소견서를 보훈병원장에게 보내는 경우
- 「의료사고 피해구제 및 의료분쟁 조정 등에 관한 법률」제28조 제1항 또는 제3항에 따른 경우
- 「국민연금법」제123조에 따라 국민연금공단이 부양가족연금, 장애연금 및 유족연금 급여의 지급심사와 관련하여 가입자 또는 가입자였던 사람을 진료한 의료기관에 해당 진료에 관한 사항의 열람 또는 사본 교부를 요청하는 경우
- 다음의 어느 하나에 따라 공무원 또는 공무원이었던 사람을 진료한 의료기관에 해당 진료에 관한 사항의 열람 또는 사본 교부를 요청하는 경우
- 「공무원연금법」제92조에 따라 인사혁신처장이 퇴직유족급여 및 비공무상장해급여와 관련하여 요청하는 경우
- 「공무원연금법」제93조에 따라 공무원연금공단이 퇴직유족급여 및 비공무상장해급여와 관련하여 요청하는 경우
- 「공무원 재해보상법」제57조 및 제58조에 따라 인사혁신처장(같은 법 제61조에 따라 업무를 위탁받은 자를 포함한다)이 요양급여, 재활급여, 장해급여, 간병급여 및 재해유족급여와 관련하여 요청하는 경우
- 「사립학교교직원 연금법」제19조 제4항 제4호의2에 따라 사립학교교직원연금공단이 요양급여, 장해급여 및 재해유족급여의 지급심사와 관련하여 교직원 또는 교직원이었던 자를 진료한 의료기관에 해당 진료에 관한 사항의 열람 또는 사본 교부를 요청하는 경우
- 「장애인복지법」제32조 제7항에 따라 대통령령으로 정하는 공공기관의 장이 장애 정도에 관한 심사와 관련하여 장애인 등록을 신청한 사람 및 장애인으로 등록한 사람을 진료한 의료기관에 해당 진료에 관한 사항의 열람 또는 사본 교부를 요청하는 경우
- 「감염병의 예방 및 관리에 관한 법률」제18조의4 및 제29조에 따라 보건복지부장관, 질병관리본부장, 시·도지사 또는 시장·군수·구청장이 감염병의 역학조사 및 예방접종에 관한 역학조사를 위하여 필요하다고 인정하여 의료기관의 장에게 감염병환자 등의 진료기록 및 예방접종을 받은 사람의 예방접종 후 이상반응에 관한 진료기록의 제출을 요청하는 경우
- 「국가유공자 등 예우 및 지원에 관한 법률」제74조의 8제1항제7호에 따라 보훈심사위원회가 보훈심사와 관련하여 보훈심사대상자를 진료한 의료기관에 해당 진료에 관한 사항의 열람 또는 사본 교부를 요청하는 경우

정답 및 해설 12.②

13 구성원의 임파워먼트(empowerment)에 대한 설명으로 옳은 것은?

① 제로섬(zero-sum) 관점에서 권력을 분배하는 것이다.

② 직위에 임명됨으로써 공식적으로 권력을 부여받는 것이다.

③ 개인의 역량을 향상시키고, 맡은 일에 대한 통제감을 높여준다.

④ 변혁적 리더십보다 거래적 리더십이 임파워링(empowering)에 효과적이다.

14 다음 글의 내용과 같이 간호관리자를 선발할 때 적용한 리더십이론은?

1단계 : 관리자들의 리더십 유형을 파악한다.
2단계 : 간호업무의 구조화 정도, 관리자-간호사 관계, 관리자의 직위 권한을 기준으로
　　　　간호조직의 상황 호의성을 파악한다.
3단계 : 상황 호의성에 효과적인 리더십을 가진 관리자를 선발·배치한다.

---

① 블레이크와 머튼의 관리격자이론(managerial grid)

② 하우스의 경로-목표이론(path-goal theory)

③ 허시와 블랜차드의 상황적 리더십이론(situational leadership theory)

④ 피들러의 상황적합성이론(contingency model of leadership)

15 동기부여이론에 대한 설명으로 옳은 것은?

① 허츠버그(Herzberg)의 2요인이론 : 직무 만족과 불만족은 각각 독립된 차원으로 존재하며, 각 차원에 영향을 미치는 주요 요인이 다르다.

② 브룸(Vroom)의 기대이론 : 자신이 타인과 동등하게 대우받을 것으로 예상할 때 동기 부여된다.

③ 맥클랜드(McClelland)의 성취동기이론 : 성취 욕구가 강한 사람은 쉽게 완수할 수 있는 과업을 선호한다.

④ 매슬로우(Maslow)의 욕구단계이론 : 전체적 욕구 개념으로 두 가지 이상의 욕구가 동시에 작용하여 개인 행동을 유발한다.

16 직무분석에 대한 설명으로 옳은 것은?

① 직무분석 방법에는 설문지법, 면접법, 관찰법 등이 있다.

② 직무분석은 유사 직무들과 비교하여 특정 직무가 갖는 상대적 가치를 측정하는 것이다.

③ 직무분석은 담당할 과업의 수를 줄여 직무를 단순화시키거나 직무의 범위를 확대시키는 과정이다.

④ 직무분석의 결과로 도출되는 직무의 개요, 내용, 특성, 근무 조건은 직무명세서(job specification)에 기술한다.

---

13 임파워먼트(empowerment)의 개념과 특성
　㉠ 임파워먼트는 '권한부여', '권한이양'으로 권력의 분권화를 꾀한다.
　㉡ 임파워먼트는 인간본성에 대한 Y이론적 인간관을 기초로 한다.
　㉢ 임파워먼트는 협동, 나눔 등으로 권력을 발전시킨다.
　㉣ 임파워먼트는 개인, 집단 및 조직의 세 수준이 상호작용하는 변혁과정이다.

14 상황적합성이론 … 리더에게 호의적인가를 결정하는 리더십 상황은 리더와 구성원의 관계, 과업구조, 리더의 직위권한의 3가지 요소로 결정되며, 상황의 호의성이란 리더로 하여금 구성원들에게 영향력을 행사할 수 있게 하는 정도를 말하는 것이다.

15 ② 브룸의 기대이론은 개인의 동기는 그 자신의 노력이 어떤 성과를 가져오리라는 기대와 그러한 성과가 보상을 가져다주리라는 수단성에 대한 기대감의 복합적 함수에 의해 결정된다고 본다.
　③ 맥클랜드의 성취동기이론에 따르면 성취 욕구가 강한 사람일수록 쉽게 완수할 수 있는 과업을 선호하지 않는다.
　④ 매슬로우의 욕구단계이론은 하위단계의 욕구가 해결되어야만 상위단계의 욕구로 넘어간다고 보았다.

16 직부분석은 작업 내용, 책임, 일의 난이도, 그 일을 하는 데 필요한 경비, 능률 등을 밝히는 것으로 다음과 같은 목적을 갖는다.
　㉠ 권한과 책임의 한계를 명확히 한다.
　㉡ 합리적 채용, 배치, 승진 등의 기초자료를 제공한다.
　㉢ 인사고과와 업무개선을 위한 기초자료를 제공한다.
　㉣ 임금결정, 안전관리, 작업조건개선의 기초자료로 활용한다.

정답 및 해설 13.③ 14.④ 15.① 16.①

17 의료기관의 감염 관리 방법에 대한 설명으로 옳은 것은?

① 의료법령상 30개 병상을 갖춘 병원은 감염관리위원회를 설치하여야 한다.

② 의료법령상 콜레라 등 제1군 감염병 환자도 요양병원의 입원 대상에 포함된다.

③ 종합병원은 표준주의(standard precaution)를 적용하여 간호사가 입원 환자 접촉 시 항상 장갑과 마스크를 착용하게 해야 한다.

④ 의료법령상 운영되는 감염관리실에는 감염 관리에 경험과 지식이 있는 의사, 간호사, 해당 의료기관의 장이 인정하는 사람 중 1명 이상이 전담 근무하여야 한다.

18 조직구조 설계에 대한 설명으로 옳은 것은?

① 조직의 부문화 정도가 높을수록 의사결정이 집권화된다.

② 조직의 공식화 정도가 높을수록 구성원의 행동 통제가 어려워진다.

③ 조직에서 필요한 전문 지식이나 기술의 종류가 다양할수록 조직이 수평적으로 분화된다.

④ 일상적이고 규칙적인 과업을 수행하는 조직일수록 의사결정이 분권화된다.

19 간호 서비스의 질 평가 방법 중 과정적 접근 방법은?

① 간호 실무 수행 방법의 표준과 규칙 마련 여부

② 근거중심 간호연구센터 설치 및 전담 인력 배치 여부

③ 환자안전 문제 발생 시 12시간 이내 적정진료관리실에 보고 여부

④ 관상동맥우회술 환자의 퇴원 후 약물 복용 순응도의 향상 여부

20 의료기관의 환자안전 관리에 대한 설명으로 옳지 않은 것은?

① 위해사건(adverse event)의 기초적인 원인을 밝혀내기 위해 근본원인분석(root cause analysis)을 실시한다.

② 환자에게 심각한 위해(harm)가 발생한 사건의 보고 여부는 보고자의 자발성을 우선적으로 존중한다.

③ 개인의 수행보다는 시스템과 프로세스에 초점을 맞추어 환자안전 개선안을 마련한다.

④ 반복적으로 발생하는 환자안전 문제를 개선하기 위해서는 외부 고객과 내부 고객 모두에게 초점을 맞춘다.

---

17 ① 종합병원 및 200개 이상의 병상을 갖춘 병원급 의료기관의 장은 병원감염 예방을 위하여 감염관리위원회와 감염관리실을 설치 · 운영하고 보건복지부령으로 정하는 바에 따라 감염관리 업무를 수행하는 전담 인력을 두는 등 필요한 조치를 하여야 한다. → 2018년 10월 1일부터는 '종합병원 및 150개 이상의 병상을 갖춘 병원급'으로 적용된다.
　② 제1군 감염병 환자는 요양병원의 입원대상에 포함되지 않는다.
　③ 입원 환자 접촉 시 항상 장갑과 마스크를 착용하게 해야 하는 것은 접촉주의를 적용한 것이다.

18 ① 조직의 부문화 정도가 높으면 의사결정이 분권화된다.
　② 조직의 공식화 정도가 높을수록 구성원의 행동 통제가 용이하다.
　④ 일상적이고 규칙적인 과업을 수행하는 조직일수록 의사결정이 집권화된다.

19 도나베디안의 의료 질 향상을 위한 접근방법
　㉠ **구조적 접근** : 진료의 수단과 여건 측면(물적 · 인적자원, 조직구조 등)
　㉡ **과정적 접근** : 의료진의 의사결정과정 및 치료과정에 대한 평가
　㉢ **결과적 접근** : 사망률, 감염률, 합병증률 등 결과지표

20 ② 환자에게 심각한 위해가 발생한 사건은 반드시 보고해야 한다.

정답 및 해설 17.④ 18.③ 19.③ 20.②

1 A 병원의 B 간호부장은 의료기관 서비스 평가를 앞두고 간호 질 향상을 위해 성과급제를 도입함과 동시에 간호인력을 재배치하였다. 이는 간호관리자 역할 중 어떤 역할을 수행한 것인가?

① 대표자 역할

② 섭외자 역할

③ 의사결정자 역할

④ 전달자 역할

2 다음은 창의적 집단 의사결정을 위한 단계이다. 어떤 기법을 사용한 의사결정인가?

> • 구성원들이 한 집단으로 모인다. 그러나 토의가 이루어지기전에 각 구성원들은 독립적으로 문제에 대한 아이디어를 문서로 작성한다.
> • 구성원들은 각자 아이디어를 제출한다.
> • 모든 아이디어가 제출되고 기록된다.
> • 재조정된 아이디어에 대한 토론 후 의사결정을 한다.

① 브레인스토밍

② 명목집단기법

③ 델파이기법

④ 전자회의

3 "간호사의 교대 근무시간은 각각 8시간을 엄수해야 한다."는 다음 중 어떤 기획 유형에 해당되는가?

① 목표

② 정책

③ 절차

④ 규칙

1　리더의 관리적 역할
　　㉠ **대인관계 관련 역할** : 대표자 역할, 리더 역할 및 연결자 역할
　　㉡ **정보 관련 역할** : 정보수집가 역할, 정보전달자 역할, 대변인 역할
　　㉢ **의사결정 관련 역할** : 기업가 역할, 문제해결자 역할, 자원분배자 역할, 협상가 역할

2　② 제시된 내용은 명목집단기법에 대한 설명이다.
　　※ **명목집단기법** … 1968년 A. Delbecq와 Q. Van de Ven이 처음으로 개발한 기법이다.
　　㉠ **목적** : 집단으로부터 아이디어를 얻고 그 아이디어들이 그룹 내에서 어느 정도나 지지를 받는지를 확인하기 위한 방법이다.
　　㉡ **적용**
　　　•그룹이 어떤 토의에 대한 결론에 도달하려 할 때, 또는 한 개인이 그룹을 지배하고 있어서 다른 사람들도 동참시키려 할 때
　　　•브레인스토밍 회의가 끝난 다음에 아이디어를 취합할 때
　　　•공개 토의가 곤란한 주제에 대한 아이디어를 낼 필요가 있을 때
　　　•가장 중요한 아이디어나, 항목이나, 문제를 찾고 팀이 문제해결을 위한 노력을 하는 과정에서 다음 단계로 나아갈 수 있도록 이것들에 대한 합의에 도달하려 할 때
　　　•생성된 아이디어나 항목의 목록에 우선순위를 부여할 경우에 팀이 동등하게 참여하고 의견대립이 생기지 않도록 하려 할 때

3　④ 여러 사람이 다 같이 지키기로 작성한 법칙이므로 규칙에 해당한다.
　　※ **목표, 정책, 절차, 규칙**
　　㉠ **목표** : 어떤 목적을 이루려고 지향하는 실제적 대상
　　㉡ **정책** : 정치적 목적을 실현하기 위한 방책
　　㉢ **절차** : 일을 치르는 데 거쳐야 하는 순서나 방법
　　㉣ **규칙** : 여러 사람이 다 같이 지키기로 작정한 법칙

정답 및 해설　1.③　2.②　3.④

4 '현황 분석을 위한 자료를 수집하고 계획안을 작성하는 관리과정'에서 수행되는 간호활동에 대한 설명으로 가장 옳은 것은?

① 간호직원에게 동기부여를 하기 위한 의사소통 활동이 활발히 이루어진다.

② 간호관리사업의 목표를 설정하고 예산을 배정하는 활동이 이루어진다.

③ 간호제공 방법을 개선함으로써 간호직원의 직무만족을 증가시키는 활동이 이루어진다.

④ 필요한 간호인력의 종류와 수를 정하고 이들을 채용할 계획을 수립하는 활동이 이루어진다.

5 다음 중 목표관리(Management By Objectives, MBO)의 장점에 대한 설명으로 가장 옳지 않은 것은?

① 목표달성에 대한 구성원들의 몰입과 참여의욕을 증진시킨다.

② 구성원들에게 효과적인 자기관리 및 자기통제의 기회를 제공한다.

③ 관리자는 상담, 협상, 의사결정, 문제해결, 경청 등을 포함한 관리자로서의 능력이 향상된다.

④ 장기목표를 강조하여 구성원의 조직비전 공유를 촉진한다.

6 A 병원의 대차대조표를 통하여 파악할 수 있는 정보로 가장 옳은 것은?

① A 병원의 재무구조의 건전성을 알 수 있다.

② A 병원의 고정비용, 변동비용, 직접비용, 간접비용을 알 수 있다.

③ A 병원의 진료수익과 진료비용을 알 수 있다.

④ A 병원의 경영분석의 주요자료로 특히 수익성의 지표가 된다.

7 다음 중 조직의 분권화에 대한 설명으로 가장 옳은 것은?

① 중요한 의사결정이 조직의 상부에서 이루어진다.
② 구성원의 창의성이 낮아질 수 있다.
③ 업무의 전문화가 가능하다.
④ 위기에 신속하게 대처할 수 있다.

---

4 ② 자료 수집을 바탕으로 계획안을 작성하는 관리과정에서는 간호관리사업의 목표를 설정하고 예산을 배정하는 활동이 이루어진다.

5 ④ 목표관리법은 측정이 가능한 단기 목표를 위주로 한다.

6 대차대조표는 조직의 재무상태를 나타내는 보고서로 자산, 부채, 자본의 규모를 알 수 있다.

7 ① 의사결정 과정은 여러 사람에게 나누어 분권화된다.
② 구성원의 창의성이 낮아지는 것은 집권화 조직의 단점이다.
④ 위기에 신속하게 대처하기 어렵다.

정답 및 해설 4.② 5.④ 6.① 7.③

8 사례관리에서 적용하는 표준진료지침(Critical Pathway, CP)의 특징으로 가장 옳은 것은?

① 같은 질병군에 속한 환자들 간 진료과정에 개별성이 중요하게 요구되고 변이가 큰 질환을 우선적으로 다룬다.

② 환자의 입원일 수 단축을 목표로 하며 의료의 질이 저하되는 약점이 있다.

③ 간호영역에 한정하여 적용한다는 점에서 간호과정(nursing process)과 일맥상통한다.

④ 질병군별 포괄수가제(DRG)의 도입과 비용-효과적인 환자관리의 필요성이 증가하면서 그 중요성이 강조된다.

9 조직의 권한관계에 있어서 스태프(staff)권한에 대한 설명으로 옳은 것은?

① 조직의 주요목표를 효과적으로 달성하도록 간접적으로 지원해준다.

② 조직 내에서 상하의 수직적 계층구조를 형성한다.

③ 목표수행에 직접적인 책임을 지고 업무를 수행한다.

④ 조직의 목표가 달성되도록 직접적으로 의사결정을 한다.

10 A 종합병원의 내과병동 수간호사는 다음과 같은 조직변화 전략을 채택하였다. 어떤 유형의 조직변화 전략에 속하는가?

> 사람들은 변화로 인해 어떤 이익을 가질 수 있을지 알 수 있고 확신할 수 있을 때 변화하므로, 변화를 위해 구성원들에게 생기는 개인과 기관의 이득을 구체적으로 보여준다.

① 동지적 전략

② 권력-강제적 전략

③ 경험적-합리적 전략

④ 규범적-재교육적 전략

---

8 사례관리 … 포괄적인 의료 서비스와 양질의 의료를 제공하고, 진료비용의 지불과 효과적이면서 가장 적절한 시간 및 자원으로 환자의 삶의 질을 높이고 자원 효율화를 위한 추후관리 시스템이다.

9 스태프들은 조직의 주요목표를 효과적으로 달성하도록 간접적으로 지원해 준다. 스태프들이 잘 도와줄 경우 통제범위가 높아지며, 전문화가 된다.

10 ③ 합리적-경험적 전략은 새로운 과정이 유익하다는 점을 전달함으로써 운영을 돕고자 한다.
   ※ Chin과 Benne의 접근전략
   　㉠ 합리적-경험적 접근방식
   　㉡ 규범적-재교육적 접근방식
   　㉢ 권력적-강제적 접근방식

정답 및 해설 8.④ 9.① 10.③

11 다음 중 내부모집의 특성에 대한 설명으로 옳지 않은 것은?

① 조직 내 구성원의 사기가 높아질 수 있다.

② 조직 내 파벌이 조성될 수 있다.

③ 새로운 직위에 대하여 구성원의 적응이 쉬운 편이다.

④ 인력개발 비용을 줄일 수 있다.

12 A 병원 간호부는 간호사들의 업무성과를 평가하여 그 결과에 따라 보수를 차등지급하고 있다. 이 제도의 단점으로 볼 수 있는 것은?

① 서열이 존중되는 조직의 안정성을 해칠 수 있다.

② 인건비 관리가 비효율적이다.

③ 직원의 동기가 감소된다.

④ 조직의 생산성이 감소된다.

13 다음은 브룸(Vroom)이 기대이론(Expectancy Theory)에서 제시한 기대이론의 주요변수 중 하나에 대한 설명이다. 어떤 주요변수에 대한 설명인가?

> 특정활동을 통해 어떤 것을 얻을 수 있는 확률을 의미하며, 0~1의 값을 가진다. 만약, 어떤 사람이 이 행동이 특정한 결과를 낸다고 믿는다면 1의 값을 가지고, 가능성이 없다고 지각되면 0의 값을 가지게 된다.

① 행동선택(choices)
② 유인가/유의성(valences)
③ 수단성(instrumentalities)
④ 기대(expectancies)

---

11 내부모집은 내적원천, 즉 조직자체 내에서 승진과 전환, 배치 등을 통해 필요로 하는 요원을 보충하는 방법이다.
④ 경력자 채용 시 외부모집의 장점이다.

12 ① 서열이 높은 간호사가 서열이 낮은 간호사보다 적은 보수를 받는 경우가 생길 수 있다. 이는 서열이 존중되는 조직의 안정성을 해칠 수 있다.
② 인건비 관리가 효율적이다.
③ 직원의 동기가 증가한다.
④ 조직의 생산성이 증가한다.

13 브룸의 기대이론은 개인의 동기는 그 자신의 노력이 어떤 성과를 가져오리라는 기대와 그러한 성과가 보상을 가져다주리라는 수단성에 대한 기대감의 복합적 함수에 의해 결정된다고 본다.

정답 및 해설 11.④ 12.① 13.④

14 A 대학병원에 노인 병동을 신축 증설함에 따라 신규 간호사들이 많이 근무하게 되었다. 노인 병동에서 일하게 된 간호사들은 노인 간호 경험이 없어 힘들어하지만 발전하는 병원에 근무한다는 자부심으로 열심히 일하고 있다. 다음 중 허쉬와 블렌차드 리더십 관점에서, 현재 노인 병동을 이끌어가는 데 가장 적합한 리더 유형은?

① 의사결정과 과업수행에 대한 책임을 부하에게 위임하여 부하들이 스스로 자율적 행동과 자기 통제하에 과업을 수행하도록 하는 리더

② 결정사항을 부하에게 설명하고 부하가 의견을 제시할 기회를 제공하는 쌍방적 의사소통과 집단적 의사결정을 지향하는 리더

③ 아이디어를 부하와 함께 공유하고 의사결정 과정을 촉진하며 부하들과의 인간관계를 중시하여 의사결정에 많이 참여하게 하는 리더

④ 부하에게 기준을 제시해 주고 가까이서 지도하며 일방적인 의사소통과 리더 중심의 의사결정을 하는 리더

15 A 병원에서는 2014~2015년 2년 동안 병원 감염의 추이를 분석한 관찰치를 통하여 업무 흐름이나 경향을 조사하고 개선전략을 수립하고자 한다. 이에 해당되는 질 관리 분석 도구는?

① 인과관계도(cause effect diagram)

② 관리도(control chart)

③ 런 차트(run chart)

④ 파레토 차트(Pareto chart)

16 A 병원 간호부에서는 간호수준을 향상시키기 위해 질 향상 활동을 계획했다. 우선 간호의 질을 평가하기 위한 '평가 활동'을 시행하였고, 이제부터 '개선활동'을 할 예정이다. 일반적인 질 관리과정을 적용할 때 다음 중 가장 먼저 이루어져야 할 활동은?

① 질 개선 계획을 수립한다.
② 개선활동의 표준을 설정한다.
③ 조직의 개선과제를 명확히 규명한다.
④ 질 개선활동에 필요한 인력, 시설, 예산 등을 확보한다.

---

14 ② R2 단계로 설득형 리더십이 효과적이다.
  ※ **허쉬-블랜차드(Hersey-Blanchard) 모델** … 리더십 차원을 과업중심과 관계중심 차원으로 나눈 피들러의 상황이론을 발전시킨 것으로 과업과 관계 중심 행동을 각각 고, 저로 세분화 하여 지시형(telling), 설득형(selling), 참여형(participating), 위임형(delegating)의 4가지 특정한 리더십 유형을 제시하였다.
  ㉠ **지시형 리더십** : 능력과 의지가 모두 낮은 상태 - R1 단계
  ㉡ **설득형 리더십** : 능력은 낮으나 의지는 강한 상태 - R2 단계
  ㉢ **참여형 리더십** : 능력은 뛰어나나 의지가 약한 상태 - R3 단계
  ㉣ **위임형 리더십** : 능력과 의지 모두 높은 상태 - R4 단계

15 런 차트는 시간의 흐름에 따른 프로세스 및 성과 추이 분석에 사용된다.

16 ③ 가장 먼저 조직의 개선과제를 명확히 규정해야 한다.

정답 및 해설 14.② 15.③ 16.③

17 의료기관인증제도에 대한 설명으로 옳지 않은 것은?

① 등급판정은 인증, 조건부인증, 불인증으로 구분된다.

② 인증을 받은 기관은 5년 동안 인증마크를 사용할 수 있다.

③ 요양병원과 정신병원은 의무적으로 인증을 신청해야 한다.

④ 조사기준은 기본가치체계, 환자진료체계, 지원체계, 성과 관리체계이다.

18 다음 중 보건의료서비스의 특성으로 옳지 않은 것은?

① 재고의 저장이 불가능하다.

② 가격 설정 기준이 명확하다.

③ 수요 및 공급의 균형이 어렵다.

④ 서비스의 내용, 과정, 질이 일정하지 않다.

19 다음 중 의료기관인증평가의 정확한 환자확인 방법으로 옳지 않은 것은?

① 확인 과정에서 개방형 질문으로 환자를 참여시킨다.

② 환자의 병실호수와 환자의 이름을 사용하여 확인한다.

③ 모든 상황과 장소에서 일관된 환자확인 방법을 사용한다.

④ 의사 표현이 어려운 환자는 별도의 확인 방법을 적용한다.

20 다음 중 간호사가 겪고 있는 윤리원칙 충돌 중 '선행의 원칙'과 '정직의 원칙'이 충돌한 사례로 가장 옳은 것은?

① 박씨는 말기 암환자로 자살을 시도하였으나 실패 후 상처 치유를 위해 입원하였다. 상처 소독과 환자 관찰을 위해 간호사는 매일 병실에 들어갔다.

② 백혈병으로 진단받은 40세 이씨는 검사 결과 당장 수혈을 받아야하나, 종교적인 이유로 수혈을 거부하고 있다. 간호사는 수혈을 권유하였으나 환자는 들으려 하지 않는다.

③ 6개월 전 위암으로 진단받은 김씨는 본인의 질병을 위궤양으로 알고 있으나, 비슷한 색의 주사를 맞는 옆 병상 환자를 보고 자신도 암환자인지를 간호사에게 묻고 있다. 보호자의 강력한 주장으로 의료진은 김씨에게 진단명을 언급하지 못하는 상황이다.

④ 말기 암환자 최씨는 통증 호소가 심해 여러 종류의 진통제를 투약받았으나, 효과를 보지 못해 간호사는 처방된 위약(Placebo)을 투약하였고 그 후 최씨의 통증 호소는 감소하였다. 최근 위약(Placebo) 투약 후에도 최씨는 다른 진통제 처방을 가끔씩 요구하기도 한다.

---

17 의료기관인증제도는 의료기관이 환자의 안전과 의료서비스의 질 향상을 위해 자발적이고 지속적으로 노력하도록 하여 국민에게 양질의 의료서비스를 제공하도록 하는 제도이다.
② 인증마크의 유효기간은 4년이다.

18 ② 가격 설정 기준이 명확하지 않다.

19 ② 병실호수 또는 위치를 표시하는 번호는 환자 고유정보가 아니므로 제외한다.

20 ④ 여러 종류의 진통제를 투약 받았으나 효과를 보지 못한 말기 암환자의 통증 호소를 감소시키는 것(선행의 원칙)과 위약을 투여하는 것(정직의 원칙)이 충돌하고 있는 사례이다.

정답 및 해설 17.② 18.② 19.② 20.④

1 간호의 질 관리 접근방법에서 과정적 요소는?

① 의사소통
② 병원감염발생률
③ 퇴원환자만족도
④ 직무기술서

2 다음 글에서 설명하는 조직화의 원리는?

> • 조직의 공동 목표를 달성하기 위해 집단의 노력을 질서있게 배열함으로써 조직의 존속과 효율화를 도모한다.
> • 조직 내의 제반 활동을 통일시키는 작용으로, 분업과 전문화가 매우 심화된 현재 보건의료 조직에서 각 하부 시스템간의 시너지 효과가 극대화 될 수 있도록 하는 원리이다.

① 통솔범위의 원리
② 분업전문화의 원리
③ 조정의 원리
④ 명령통일의 원리

1 간호의 질 관리 접근방법(도나베디안, 1969)

   ⊙ 구조적 접근

     • 의료 제공자의 자원, 작업 여건이나 환경을 말하며 구조적 접근은 의료를 제공하는데 인적, 물적, 재정적
      자원의 측면에서 각각의 항목이 표준에 부응하는지 여부를 평가한다.

     • 구조적 접근 방법 요소
      – 정책, 절차, 직무기술서
      – 조직구조
      – 간호인력 배치, 간호업무량
      – 교육 및 연구
      – 의료제공자의 자원, 작업 여건, 환경
      – 인적, 물적, 재정적 지원
      – 인력, 시설, 장비, 면허 및 자격증 등

   ⓛ 과정적 접근

     • 의료제공자와 환자 간에, 또는 의료서비스 진행과정에 일어나는 행위에 관한 것으로 환자에 대한 태도까지
      포함하여 의료의 질 향상을 위한 주제를 선정하고 진료표준을 설정하여 이를 충족하는 지를 조사한다.

     • 과정적 접근방법 요소
      – 간호행위 : 의사소통, 간호기술의 숙련성, 간호사의 태도
      – 간호부서와 타 부서와의 상호작용
      – 조직의 관리와 지도성
      – 의료서비스 진행과정에 일어나는 행위
      – 환자에 대한 태도
      – 간호기록, 환자 간호계획, 교육실시
      – 진단과정, 진료과정, 수술과정, 간호과정, 투약과정 등

   ⓒ 결과적 접근

     • 현재 및 과거에 의료서비스를 제공받은 개인, 집단의 실제 및 잠재적 건강상태에서 바람직하거나 그렇지 못
      한 상태로의 변화를 말하며, 결과는 보편적으로 보건의료체계 및 의료 제공자들의 책임과 연계된 건강수준
      으로 정의한다.

     • 결과적 접근방법 요소
      – 의료서비스를 제공받은 환자의 건강 상태변화
      – 낙상률, 감염률, 욕창발생률, 재원기간
      – 건강수준
      – 환자기능 수준
      – 진료결과(이환율, 사망률, 재발률)
      – 간호결과
      – 고객만족도 등

2 제시된 내용은 조직화의 원리 중 조정의 원리에 대한 설명이다.

   ※ 조직화의 기본 원리
     ⊙ 계층제의 원리
     ⓛ 명령통일의 원리
     ⓒ 분업전문화의 원리
     ⓔ 통솔범위의 원리
     ⓜ 조정의 원리

정답 및 해설 1.① 2.③

3 다음 글에서 설명하는 직무수행평가의 오류 유형은?

> 수간호사는 우연하게 A간호사의 부정적인 면을 보게 되었다. 수간호사는 그 일로 인하여 A 간호사에 대하여 불신을 하게 되었고, 다른 업무요소도 부족하다고 판단하여 직무수행평가 점수를 실제 능력보다 낮게 주었다.

① 후광효과(halo effect)
② 혼효과(horn effect)
③ 중심화경향(central tendency)
④ 관대화경향(leniency tendency)

4 간호서비스를 향상시키기 위한 마케팅 믹스 전략의 사례에 대한 설명으로 옳지 않은 것은?

① 불만이 있는 고객을 대상으로 맞춤형 서비스를 개발하여 운영하는 것은 제품에 대한 전략이다.
② 접근이 용이한 인터넷을 통한 원격진료서비스를 환자에게 제공하는 것은 유통에 대한 전략이다.
③ 지역주민들의 건강유지 및 증진을 위한 종합건강검진센터를 운영하는 것은 촉진에 대한 전략이다.
④ 간호서비스를 세분화, 차별화하여 구체적인 항목으로 만들고 원가분석을 통해 적절한 가격으로 재조정하는 것은 가격에 대한 전략이다.

5 다음 사례에서 설명하는 것은?

> K병동에서 낮 근무 중인 A간호사는 항생제 피부반응 검사를 하지 않고 처방된 페니실린계 항생제를 환자에게 투여하였다. 이 약물을 투여 받은 환자는 갑자기 급격한 혈압강하 및 실신을 일으켰다.

① 근접오류
② 위해사건
③ 잠재적오류
④ 환자안전문화

---

3 ② 혼효과 : 평정자가 지나치게 비평적인 경우로 피평정자의 실제 능력보다 더 낮게 평가하는 경향을 말한다.
  ① 후광효과 : 어떤 대상을 평가할 때 그 대상의 어느 한 측면의 특질이 다른 특질에까지 영향을 미치는 것으로 어떤 특정 요소가 탁월하게 우수하여 다른 평정요소도 높게 평가하는 경향을 말한다.
  ③ 중심화경향 : 극단적인 평가를 기피하여 평균치로 집중해서 평가하는 경향이다.
  ④ 관대화경향 : 실제 능력이나 업적보다 높게 평가하는 경향이다.

4 ③ 종합건강검진센터를 운영하는 것은 유통에 대한 전략이다.
  ※ 간호서비스 마케팅 믹스
    ㉠ 서비스(제품) : 간호사에 의해서 소비자에게 직접 제공되는 간호서비스 그 자체
    ㉡ 수가(가격) : 간호서비스 소비자가 지불해야 하는 화폐적 가치
    ㉢ 접근 및 전달(유통) : 간호서비스가 제공되는 장소, 조직의 외형이나 위치, 이용의 편의성, 간호서비스 전달체계의 종류와 수행 방식
    ㉣ 촉진 : 간호사의 복장, 근무태도, 직업의식, 공공에 대한 봉사활동, 건강교육 프로그램 등을 공중매체를 활용하여 가시화

5 위해사건과 근접오류
  ㉠ 위해사건 : 환자가 현재 앓고 있는 질환에 의해서라기보다는 의학적 관리로 인해 환자에게 위해가 간 사건
  ㉡ 근접오류 : 환자에게 상해를 줄 수 있었지만 운이 좋았거나(예 : 환자가 금기된 약을 투여 받았지만 부작용을 보이지 않음), 예방이 되었거나(예 : 잠재적으로 위험할 정도의 약물이 과다처방 되었지만 간호사가 약물을 투여하기 전에 발견), 또는 완화시켜서(예 : 약물이 과다투여 되었지만, 일찍 발견되어서 해독제로 대처함) 해를 끼치지 않은 행위

정답 및 해설 3.② 4.③ 5.②

6 카츠(Katz)가 제시한 간호관리자의 인간관계 기술에 대한 설명으로 옳은 것은?

① 환경과 조직의 복잡성을 이해하고 대처하는 능력으로 최고관리자에게 많이 필요하다.

② 사람들과 효과적으로 의사소통하고 동기부여 해주는 능력으로 모든 계층의 관리자에게 필요하다.

③ 특정 업무를 수행하는데 필요한 지식과 기술을 이용할 수 있는 능력으로 최고관리자에게 많이 필요하다.

④ 조직의 목적과 간호단위 내의 목표를 연결시키는 능력으로 현장의 일선관리자에게 많이 필요하다.

7 의사결정 방법 중에서 명목집단기법에 대한 설명으로 옳은 것은?

① 대화나 토론없이 서면으로 의견을 제출한 후 조정된 의견에 대해 토론 후 표결하였다.

② 설문지로 전문가의 의견을 제시 후 수정된 설문지에 다시 의견을 제시하였다.

③ 문제에 대한 자신의 의견을 컴퓨터를 이용하여 제시하였다.

④ 집단의 리더가 제기한 문제에 대해 유용한 아이디어를 가능한 한 많이 제시하였다.

8 보건의료기관의 재무제표 중 손익계산서에 대한 설명으로 옳은 것은?

① 왼쪽 차변에 자산을 기록하고 오른쪽 대변에 부채와 자본을 기록한다.

② 유동자산과 유동부채를 비교하여 기관의 단기 지급능력을 파악할 수 있다.

③ 기관의 수익력을 파악하여 기관의 미래 경영성과를 예측할 수 있다.

④ 기관의 실제 현금의 입출금 내역과 잔액을 기록한다.

6 간호관리자에게 요구되는 기술(Katz)

㉠ 개념의 기술
- 조직의 복합성을 이해하는 능력
- 관리자가 조직을 전체로 파악하고 각각의 부서가 어떻게 연결되고 의존되는지를 이해하는 능력
- 최고 관리 계층에 가장 많이 필요한 기술

㉡ 인간적 기술
- 성공적으로 상호작용하고 의사소통 할 수 있는 능력으로 다른 사람들과 함께 일할 수 있는 능력
- 모든 계층으로 관리자에게 비슷한 비중 차지

㉢ 실무적 기술
- 관리자가 특정 분야를 감독하는 데 필요한 지식, 방법, 테크닉 및 장비를 사용하는 능력
- 관리자에게 반드시 필요한 능력은 아니나 부하직원을 지휘하고, 업무를 조직, 문제를 해결, 직원들과 의사소통 하기 위해 필요
- 일선관리자에게 가장 많이 강조되는 기술로 경험이나 교육 훈련 등을 통해 습득

7 명목집단기법 … 7~10명의 구조화 된 집단모임으로 테이블에 둘러앉기는 하지만 서로 말하지 않고 종이에 아이디어를 기록하여 제출한 후에 각자가 아이디어를 발표함으로써 아이디어의 공유를 시작하고 토론 후 투표를 통해 우선순위를 결정한다.

8 손익계산서는 회계연도의 비용과 수익을 대응시켜 그 기간의 회사의 손익(순손익), 즉 영업성적을 표시한 재무제표이다. 따라서 기관의 수익력을 파악하여 기관의 미래 경영성과를 예측할 수 있다.

①② 대차대조표 ④ 현금흐름표

※ 손익계산서 작성기준〈재무제표 세부 작성방법〉

㉠ 모든 수익과 비용은 그것이 발생한 기간에 정당하게 배분되도록 처리하여야 한다. 다만, 수익은 실현시기를 기준으로 계상하고 미실현수익은 당기의 손익계산에 산입 하지 아니함을 원칙으로 한다.

㉡ 수익과 비용은 그 발생원천에 따라 명확하게 분류하고 각 수익항목과 이에 관련되는 비용항목을 대응 표시하여야 한다.

㉢ 수익과 비용은 총액에 의하여 기재함을 원칙으로 하고 수익항목과 비용항목을 직접 상계함으로써 그 전부 또는 일부를 손익계산서에서 제외하여서는 아니된다.

㉣ 손익계산서는 의료이익(의료손실), 법인세차감전순이익(순손실), 법인세비용, 고유목적사업준비금설정전 당기순이익(손실), 고유목적사업준비금전입액, 고유목적사업준비금환입액 및 당기순이익(순손실)으로 구분 표시하여야 한다.

정답 및 해설 6.② 7.① 8.③

9 다음 글에서 설명하는 직무설계 방법은?

> • K병원 간호부는 간호 · 간병통합서비스를 시행하려고 한다. 이에 따라 기능적 간호업무 분담체계를 팀 간호체계로 전환하고자 한다.
> • 이때 단순업무를 담당하는 간호사에게 난이도가 높고 보다 질적인 간호업무를 수행하도록 하여 성취감을 발휘할 수 있도록 한다.

① 직무충실화
② 직무순환
③ 직무확대
④ 직무단순화

10 다음 글에서 설명하는 길리스(Gillies)의 간호인력 산정에 대한 접근 방법은?

> K병원의 간호부장은 환자분류체계에 따른 환자유형별 간호표준을 정하고, 그 표준에 따라 정해진 업무 수행빈도와 난이도를 기초로 하여 필요한 간호 인력의 수요를 예측하였다.

① 서술적 접근방법
② 원형적 접근방법
③ 산업공학적 접근방법
④ 관리공학적 접근방법

11 간호부 규정을 위반한 간호사의 훈육원칙으로 옳은 것은?

① 간호사의 문제행동에 초점을 둔다.
② 훈육 규칙은 유동적으로 적용한다.
③ 훈육은 가능한 한 시간을 갖고 천천히 처리한다.
④ 훈육은 처음부터 공개적으로 시행하여 재발을 예방한다.

9 직무설계 방법

㉠ **직무전문화**(직무단순화) : 아담 스미스의 분업의 원리에 따라 작업을 가능한 한 단순화, 전문화시켜 노동의 효율성을 증대하는 직무설계를 말한다.

㉡ **직무순환** : 종업원들에게 직무전문화의 결과인 단일 과업만을 수행토록 하는 것이 아니라 다양한 경험을 위해 다른 직무를 순환하여 수행하게 하는 것을 말한다.

㉢ **직무확대** : 다양성과 재량권을 높이기 위해 전문화된 단일 과업을 수평적으로 확대하는 것으로 직무를 이루는 과업의 수를 늘리는 것을 말한다.

㉣ **직무충실화** : 단순히 직무의 경험이나 수를 늘리는 것이 아니라 과업을 수직적으로 확대하여 권한과 책임을 부여함으로써 직무내용을 풍부하게 하는 것을 말한다.

10 간호인력 산정

㉠ **서술적 접근방법** : 간호제공자 입장에서 환자의 유형을 확인하여 간호표준을 설정하고, 그 간호업무를 수행하기 위해 필요한 간호사 대 환자의 비율을 결정하는 방법

㉡ **산업공학적 접근방법** : 간호업무를 통하여 인력의 수를 결정하는 방법으로 생산성 향상을 위해 시간-동작분석과 같은 기술들을 이용하여 모든 간호활동을 분석하고 각각의 활동에 소요된 간호시간을 측정하여 간호업무의 흐름을 분석하고 각 업무에 필요한 간호인력을 산정하는 방법

㉢ **관리공학적 접근방법** : 계획, 조직, 인사, 통제 등 관리과정 도입하여 간호표준을 정하고 그에 따라 업무 수행빈도와 난이도를 기초로 하여 간호인력을 산정하는 방법

11 훈육의 원칙

㉠ 간호사가 최선을 다할 것이라고 기대하는 긍정적인 태도를 취한다.

㉡ 신중하게 조사한다.

㉢ 위반 행동과 처벌과의 관계가 불명확해지지 않도록 신속하게 대처한다.

㉣ 비밀을 보장한다.

㉤ 간호가 자체가 아닌 간호사가 잘못한 행동에 초점을 맞춘다.

㉥ 규칙을 일관성 있게 적용한다.

㉦ 융통성이 있어야 한다.

㉧ 간호사의 행동이 변화되었는지를 확인하는 추후관리를 실시한다.

정답 및 해설 9.① 10.④ 11.①

12 「의료법 시행규칙」상 환자가 담당 의사·간호사 등으로부터 치료 방법, 진료비용 등에 관하여 충분한 설명을 듣고 이에 관한 동의 여부를 결정할 수 있는 권리는?

① 진료받을 권리
② 알권리 및 자기결정권
③ 비밀을 보호받을 권리
④ 상담·조정을 신청할 권리

13 간호단위 기록에 대한 설명으로 옳은 것은?

① 환자기록 : 법적으로 중요한 자료가 되고 직원을 보호하는 근거가 된다.
② 약물기록 : 경구투약을 제외한 투약방법은 기입하지 않는다.
③ 진단검사기록 : 검사전 준비사항은 기록으로 남기지 않는다.
④ 간호기록 : 상급자의 요청이 있을 경우 기록내용을 임의로 수정할 수 있다.

14 K병원 간호부에서 환자만족도를 높이기 위해 현재 간호단위에서 운영 중인 팀 간호방법의 운영결과를 평가·보완하고자 할 때 우선적으로 수행해야 하는 활동은?

① 업무표준을 설정한다.
② 간호사들의 간호업무가 만족스럽게 수행되도록 지지한다.
③ 성과에 따라 상여금을 차등 지급한다.
④ 수집된 업무수행 결과자료를 분석한다.

12 환자의 권리〈의료법 시행규칙 별표 1〉

ⓐ **진료받을 권리** : 환자는 자신의 건강보호와 증진을 위하여 적절한 보건의료서비스를 받을 권리를 갖고, 성별 · 나이 · 종교 · 신분 및 경제적 사정 등을 이유로 건강에 관한 권리를 침해받지 아니하며, 의료인은 정당한 사유 없이 진료를 거부하지 못한다.

ⓑ **알권리 및 자기결정권** : 환자는 담당 의사 · 간호사 등으로부터 질병 상태, 치료 방법, 의학적 연구 대상 여부, 장기이식 여부, 부작용 등 예상 결과 및 진료 비용에 관하여 충분한 설명을 듣고 자세히 물어볼 수 있으며, 이에 관한 동의 여부를 결정할 권리를 가진다.

ⓒ **비밀을 보호받을 권리** : 환자는 진료와 관련된 신체상 · 건강상의 비밀과 사생활의 비밀을 침해받지 아니하며, 의료인과 의료기관은 환자의 동의를 받거나 범죄 수사 등 법률에서 정한 경우 외에는 비밀을 누설 · 발표하지 못한다.

ⓓ **상담 · 조정을 신청할 권리** : 환자는 의료서비스 관련 분쟁이 발생한 경우, 한국의료분쟁조정중재원 등에 상담 및 조정 신청을 할 수 있다.

13 ② 약물기록은 경구투약 외의 다른 투약방법도 모두 기입한다.
③ 진단검사기록은 검사 전 준비사항도 기록으로 남긴다.
④ 간호기록은 기록내용을 임의로 수정할 수 없다.

14 운영결과를 평가 · 보완하고자 할 때에는 우선적으로 업무표준을 설정해야 한다.

※ **팀 간호방법** … 팀 리더가 업무를 분담, 업무안내, 환자간호에 대한 결정, 환자의 개별적 간호계획을 수립하고 팀원을 돕는다. 전문적 간호사와 비전문적 직원이 팀원에 포함되며 팀원의 폭넓은 의사소통을 통해 포괄적인 간호를 제공한다.

ⓐ **장점** : 환자만족도가 높고 낮은 수준에서 의사소통이 일어나 효율적이다.
ⓑ **단점** : 간호직원지도와 업무조정을 위한 상호작용이 필요해 불필요한 시간이 소모된다.

정답 및 해설 12.② 13.① 14.①

15 간호사들의 능력은 높으나 동기가 낮은 A 간호단위에 허쉬(Hersey)와 블랜차드(Blanchard)의 상황대응 리더십이론을 적용했을 때 수간호사의 지도유형은?

① 관계지향성은 낮고 과업지향성이 높은 리더유형
② 과업지향성과 관계지향성이 모두 높은 리더유형
③ 관계지향성은 높고 과업지향성이 낮은 리더유형
④ 과업지향성과 관계지향성이 모두 낮은 리더유형

16 질 보장(quality assurance)과 총체적 질관리(total quality management)에 대한 설명으로 옳지 않은 것은?

① 질 보장의 목적은 특정범위를 벗어난 결과를 초래한 개인과 특별한 원인을 규명하는 것이다.
② 질 보장은 예방과 계획보다는 감사를 중요하게 여기고 결과 중심적이다.
③ 총체적 질관리의 목적은 문제가 확인되지 않더라도 지속적인 질 향상을 추구하는 것이다.
④ 총체적 질관리의 영역은 임상의료의 과정 및 결과, 환자에게 취해진 활동에 국한된다.

17 간호관리이론 중에서 베버(Weber)의 관료제에 대한 설명으로 옳은 것은?

① 비공식적인 조직을 활성화해야 한다.
② 근무경력에 따라 보수를 지급해야 한다.
③ 관리자는 구성원의 고용안정을 위해 노력해야 한다.
④ 지위에 따른 공적 권한과 업무 책임이 명확해야 한다.

15 ③ 간호사들의 능력은 높으나 동기가 낮을 때에는 참여형 리더십으로 관계지향성은 높고 과업지향성이 낮은 리더 유형이 요구된다.

※ 허쉬와 블랜차드의 상황적 리더십

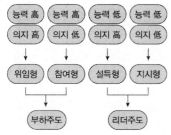

16 ④ 임상의료의 과정 및 결과, 환자에게 취해진 활동에 국한된 것은 QA이다. TQM의 영역은 모든 체계와 과정, 취해진 모든 활동을 대상으로 한다.

17 베버의 관료제 원칙

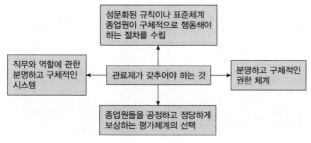

18 「의료법」상 의료기관 인증기준에 포함되지 않는 것은?

① 환자 만족도

② 의료기관의 의료서비스 질 향상 활동

③ 진료비용의 적정성

④ 의료서비스의 제공과정 및 성과

19 다음 글에서 설명하는 간호사의 권력유형에 해당하지 않는 것은?

> • A간호사는 신경외과 중환자실 20년 경력의 중환자 전문간호사로서 유용하거나 희소가치가 있는 정보를 소유하고 있다.
> • A간호사는 임상수행능력이 탁월하여 임상수행에 어려움을 겪는 신규간호사에게 도움을 주고 동료간호사들로부터 닮고 싶다는 얘기를 많이 듣는다.

① 전문적 권력

② 정보적 권력

③ 준거적 권력

④ 연결적 권력

20 마약류 관리에 관한 법령상 마약에 대한 설명으로 옳지 않은 것은?

① 처방전 또는 전자서명이 기재된 전자문서를 포함한 진료기록부는 5년간 보존하여야 한다.

② 마약, 예고 임시마약 또는 임시마약 저장시설은 이중으로 잠금장치가 된 철제금고로 한다.

③ 마약류의 저장시설은 일반인이 쉽게 발견할 수 없는 장소에 설치하되 이동할 수 없도록 설치한다.

④ 마약을 기재한 처방전 발급 시 그 처방전에 발급자의 업소 소재지, 상호 또는 명칭 및 면허번호를 기입하여 서명 또는 날인하여야 한다.

---

18 의료기관 인증기준〈의료법 제58조의3(의료기관 인증기준 및 방법 등) 제1항〉
　　㉠ 환자의 권리와 안전
　　㉡ 의료기관의 의료서비스 질 향상 활동
　　㉢ 의료서비스의 제공과정 및 성과
　　㉣ 의료기관의 조직 · 인력관리 및 운영
　　㉤ 환자 만족도

19 ④ **연결적 권력** : 중요인물이나 조직 내의 영향력 있는 사람과의 연계능력
　　① **전문적 권력** : 특정 분야에 대한 전문적인 지식이나 정보에 바탕을 둔 권력
　　② **정보적 권력** : 유용하거나 희소가치가 있는 정보를 소유 · 접근할 수 있을 때 생기는 권력
　　③ **준거적 권력** : 그 사람이 갖고 있는 특별한 자질에 기반을 둔 권력

20 ① 처방전 또는 전자서명이 기재된 전자문서를 포함한 진료기록부는 2년간 보존하여야 한다〈마약류 관리에 관한 법률 제32조(처방전의 기재) 제3항〉.

정답 및 해설　18.③　19.④　20.①

1 조직관리 이론의 특성에 대한 설명으로 옳지 않은 것은?

① 인간관계론 – 인간의 심리적, 사회적 욕구가 충족될 때 생산성이 향상된다.

② 관료제 이론 – 권한이나 규칙을 포함한 공식적인 시스템이 조직의 능률적 기반을 제공한다.

③ 과학적 관리론 – 분업과 직무 표준화를 통하여 효율적으로 직무를 설계한다.

④ 행정관리 이론 – 전문 능력에 따라 인력을 선발하고 권한을 위임함으로써 관리의 효율성을 높인다.

2 「의료법」상 의료기관 인증을 신청하여야 하는 기관은?

① 300 병상의 종합병원

② 30 병상의 병원

③ 요양병원

④ 한방병원

3 「의료법 시행규칙」상 환자의 권리가 아닌 것은?

① 존엄의 권리

② 진료받을 권리

③ 알권리 및 자기결정권

④ 상담 · 조정을 신청할 권리

1 ④ 행정관리론은 권한의 위임보다는 통제를 통해 조직관리의 효율성을 높일 수 있다는 입장이다.

2 의료기관 인증의 신청〈의료법 제58조의4〉

　ㄱ 의료기관 인증을 받고자 하는 의료기관의 장은 보건복지부령으로 정하는 바에 따라 보건복지부장관에게 신청할 수 있다.

　ㄴ ㄱ에도 불구하고 요양병원의 장은 보건복지부령으로 정하는 바에 따라 보건복지부장관에게 인증을 신청하여야 한다.

　ㄷ 인증전담기관은 보건복지부장관의 승인을 받아 의료기관 인증을 신청한 의료기관의 장으로부터 인증에 소요되는 비용을 징수할 수 있다.

3 환자의 권리와 의무〈의료법 시행규칙 별표 1〉

　ㄱ **환자의 권리**

　　• 진료받을 권리 : 환자는 자신의 건강보호와 증진을 위하여 적절한 보건의료서비스를 받을 권리를 갖고, 성별·나이·종교·신분 및 경제적 사정 등을 이유로 건강에 관한 권리를 침해받지 아니하며, 의료인은 정당한 사유 없이 진료를 거부하지 못한다.

　　• 알권리 및 자기결정권 : 환자는 담당 의사·간호사 등으로부터 질병 상태, 치료 방법, 의학적 연구 대상 여부, 장기이식 여부, 부작용 등 예상 결과 및 진료 비용에 관하여 충분한 설명을 듣고 자세히 물어볼 수 있으며, 이에 관한 동의 여부를 결정할 권리를 가진다.

　　• 비밀을 보호받을 권리 : 환자는 진료와 관련된 신체상·건강상의 비밀과 사생활의 비밀을 침해받지 아니하며, 의료인과 의료기관은 환자의 동의를 받거나 범죄 수사 등 법률에서 정한 경우 외에는 비밀을 누설·발표하지 못한다.

　　• 상담·조정을 신청할 권리 : 환자는 의료서비스 관련 분쟁이 발생한 경우, 한국의료분쟁조정중재원 등에 상담 및 조정 신청을 할 수 있다.

　ㄴ **환자의 의무**

　　• 의료인에 대한 신뢰·존중 의무 : 환자는 자신의 건강 관련 정보를 의료인에게 정확히 알리고, 의료인의 치료계획을 신뢰하고 존중하여야 한다.

　　• 부정한 방법으로 진료를 받지 않을 의무 : 환자는 진료 전에 본인의 신분을 밝혀야 하고, 다른 사람의 명의로 진료를 받는 등 거짓이나 부정한 방법으로 진료를 받지 아니한다.

정답 및 해설 1.④ 2.③ 3.①

4 조직의 재무상태표에 대한 설명으로 옳은 것은?

① 자본은 부채와 자산의 합으로 표시한다.

② 조직의 미래 현금 흐름을 예측하는 데 유용하다.

③ 일정 기간 동안의 경영 성과를 비용과 수익으로 나타낸다.

④ 조직 재무 구조의 건전성을 나타낸다.

5 「환자안전법 시행규칙」상 환자안전 전담인력의 자격기준으로 옳지 않은 것은?

① 「의료법」에 따른 전문의 자격이 있는 사람

② 의사 면허를 취득한 후 2년 이상 보건의료기관에서 근무한 사람

③ 치과의사 면허를 취득한 후 5년 이상 보건의료기관에서 근무한 사람

④ 간호사 면허를 취득한 후 5년 이상 보건의료기관에서 근무한 사람

6 다음 글에서 설명하는 자료 분석 도구는?

> • 생산 · 서비스 과정이나 절차의 실제 상황을 순서대로 이해하기 쉽게 도식화한다.
> • 생산 · 서비스 과정에서 문제의 원인이 어디에 있는지 파악할 수 있다.
> • 중복되거나 불필요한 업무의 구체적인 단계를 확인할 수 있다.

① 인과관계도(fishbone diagram)

② 런 차트(run chart)

③ 파레토 차트(Pareto chart)

④ 흐름도(flow chart)

7 의료의 질 구성요소에 대한 설명으로 옳지 않은 것은?

① 적합성(adequacy) – 대상 인구 집단의 건강 요구에 부합하는 정도

② 가용성(availability) – 필요한 의료서비스를 제공할 수 있는 여건의 구비 정도

③ 효과성(effectiveness) – 건강 수준의 향상에 기여한다고 인정되는 의료서비스 성과의 산출 정도

④ 적정성(optimality) – 시간이나 거리 등 요인에 의해 의료서비스 이용에 제한을 받는 정도

---

4 **재무상태표** … 일정 시점에서 현재 기업의 재무상태 즉, 기업의 자산, 부채, 자본의 상태를 보여주는 재무보고서로, 포괄손익계산서 등과 함께 재무제표의 일부를 구성한다.
  ① 자산은 부채와 자본의 합이다.
  ② 현금흐름표에 대한 설명이다.
  ③ 포괄손익계산서에 대한 설명이다.

5 환자안전 전담인력의 기준⟨환자안전법 시행규칙 제9조(전담인력) 제2항⟩
  ㉠ 의사 · 치과의사 또는 한의사 면허를 취득한 후 5년 이상 보건의료기관에서 근무한 사람
  ㉡ 「의료법」 제77조에 따른 전문의 자격이 있는 사람
  ㉢ 간호사 면허를 취득한 후 5년 이상 보건의료기관에서 근무한 사람

6 제시된 내용은 흐름도에 대한 설명이다.
  ① **인과관계도** : 다양한 요인이 잠재적 문제 · 결과와 어떻게 연관되는지를 보여주는 관계도로, 원인과 결과를 연계시키는 모양이 물고기 뼈와 유사하다 하여 어골도(漁骨圖)라고도 한다. 문제의 결과가 어떤 요인에 의해 야기되는지를 파악하고 해결책을 도출하는 기법이다.
  ② **런 차트** : 그래프에 데이터를 점선으로 표시하고 꺾은 선으로 연결한 그래프로, 시간의 흐름에 따른 패턴과 추세를 파악할 수 있는 기법이다.
  ③ **파레토 차트** : 히스토그램의 일종으로 문제의 원인이 유형 · 종류별로 얼마나 많은 결함이 발생했는지 발생 빈도 순으로 보여주는 차트이다.

7 ④ 적정성(optimality)은 비용에 대한 상대적인 의료의 효과 또는 편익을 말한다. 시간이나 거리 등 요인에 의해 의료서비스 이용에 제한을 받는 정도는 접근성(acceptability)에 대한 설명이다.

정답 및 해설 4.④ 5.② 6.④ 7.④

8 동기부여 이론에 따른 관리 전략의 설명으로 옳은 것은?

① 동기·위생 이론 – 조직의 정책, 복리후생제도, 작업조건을 개선함으로써 구성원의 동기를 부여한다.

② 기대 이론 – 구성원이 기대하는 명확하고 구체적인 목표를 설정하게 하고, 직무 수행에 대해 즉각적인 피드백을 제공한다.

③ 공정성 이론 – 구성원이 공정하다고 인식할 수 있는 직무수행평가 과정과 보상 체계를 마련한다.

④ 성취동기 이론 – 친화 욕구가 가장 높은 구성원에게 대규모 프로젝트의 리더 역할을 부여한다.

9 질병에 따른 격리 방법으로 옳은 것은?

① 수두 – 공기전파주의 격리 방법을 적용하여 음압설비 병실을 제공한다.

② 세균성 이질 – 공기전파주의 격리 방법을 적용하여 1인 병실을 제공한다.

③ 홍역 – 비말전파주의 격리 방법을 적용하여 마스크를 착용한다.

④ 다제내성균 감염 – 비말전파주의 격리 방법을 적용하여 장갑을 착용한다.

10 권한 위임에 대한 설명으로 옳은 것은?

① 사안이 중요할수록 위임의 정도는 높아진다.

② 조직의 규모가 클수록 위임의 정도는 낮아진다.

③ 상·하위 계층의 모든 구성원이 전문성을 살릴 수 있다.

④ 업무의 분산으로 조직 전체의 비용이 감소한다.

11 「의료법」상 의료기관을 개설한 의료법인과 그 의료기관에 종사하는 의료인의 민사 책임에 대한 설명으로 옳지 않은 것은?

① 의료인의 과실로 인해 환자가 약속된 의료서비스를 제공받지 못해 손해가 발생한 경우, 환자는 계약자인 의료법인에게 손해배상을 청구할 수 있다.

② 의료인의 불법행위로 인하여 손해를 입은 환자는 의료법인에게 손해배상을 청구할 수 있지만, 직접 그 의료인을 상대로 하여 손해배상을 청구할 수 없다.

③ 의료인의 불법행위 책임이 인정되기 위해서는 환자의 손해가 의료인의 고의 또는 과실에 의한 위법한 행위로 인해 발생해야 한다.

④ 의료인의 의료행위가 불법행위로 인정되는 경우, 그 의료행위에 대한 감독에 상당한 주의를 하지 않은 의료법인은 사용자의 배상책임을 진다.

---

8 ① 동기 · 위생 이론은 성취, 인정, 직무내용, 책임 등 동기이론을 통해 구성원의 동기를 부여한다. 조직의 정책, 복리후생제도, 작업조건 등은 위생이론으로 욕구 충족이 되지 않을 경우 조직구성원에게 불만족을 초래하지만 욕구를 충족시켜준다 해도 직무수행 동기를 적극적으로 유발하지 않는다.

② 목표설정이론에 대한 설명이다. 기대이론에 의하면 동기의 강도는 유의성(특정 보상에 대해 갖는 선호의 강도), 기대(어떤 활동이 특정 결과를 가져오리라고 믿는 가능성), 수단(어떤 특정한 수준의 성과를 달성하면 바람직한 보상이 주어지리라고 믿는 정도)의 영향을 받는다.

④ 친화 욕구가 높은 사람은 다른 사람들과 좋은 관계를 유지하려고 노력하며 타인들에게 친절하고 동정심이 많고 타인을 도우며 즐겁게 살려고 하는 경향이 크다. 대규모 프로젝트의 리더 역할은 권력 욕구가 높은 구성원에게 부여하는 것이 동기부여가 된다.

9 ③ 홍역은 공기전파주의 격리 방법을 적용한다.
②④ 세균성 이질, 다제내성균 감염은 접촉전파주의 격리 방법을 적용한다.

10 ① 사안이 중요할수록 위임의 정도는 낮아진다.
② 조직의 규모가 클수록 위임의 정도는 높아진다.
④ 권한 위임은 조직 전체의 비용이 증가한다는 단점이 있다.

11 ② 법인의 대표자나 법인 또는 개인의 대리인, 사용인, 그 밖의 종업원이 그 법인 또는 개인의 업무에 관하여 제87조, 제87조의2, 제88조, 제88조의2, 제89조 또는 제90조의 위반행위를 하면 그 행위자를 벌하는 외에 그 법인 또는 개인에게도 해당 조문의 벌금형을 과한다. 다만, 법인 또는 개인이 그 위반행위를 방지하기 위하여 해당 업무에 관하여 상당한 주의와 감독을 게을리하지 아니한 경우에는 그러하지 아니하다〈의료법 제91조(양벌규정)〉.

정답 및 해설 8.③ 9.① 10.③ 11.②

12 조직화의 원리 중 계층제의 원리에 대한 설명으로 옳은 것은?

① 효과적으로 관리할 수 있는 부하직원의 수를 한정한다.
② 조직의 업무를 종류와 내용별로 나누어 분담한다.
③ 관리자를 최고–중간–일선 관리자로 등급화한다.
④ 공동의 목표를 달성하기 위하여 부서 간 분쟁을 해결한다.

13 거래적 리더십을 발휘하는 리더의 특성으로 옳은 것은?

① 주변 사람의 의견에 귀를 기울이고 새로운 업무에 도전하여 배움의 기회로 활용한다.
② 구성원의 욕구나 능력 수준에 따라 개별적으로 배려하여 높은 차원의 욕구를 갖도록 자극한다.
③ 구성원이 목표를 달성하면 원하는 보상을 얻는다는 확신을 갖게 함으로써 동기를 부여한다.
④ 구성원에게 자율과 책임을 부여하여 스스로 책임지고 행동하게 한다.

14 다음 글에서 설명하는 간호 서비스의 특성은?

> 간호의 성과 수준이 환자마다 일정하지 않을 가능성이 높다. 이에 대처하기 위해 표준 간호 실무 지침을 개발하고 간호사 역량 강화 프로그램을 운영한다.

① 무형성
② 이질성
③ 비분리성
④ 소멸성

15 간호 · 간병통합서비스에 대한 설명으로 옳지 않은 것은?

① 일정 기준 조건을 갖춘 입원 병동 단위로 운영한다.

② 입원료는 의학관리료와 간호관리료를 합한 총액이다.

③ 환자의 중증도와 간호필요도를 측정하여 국민건강보험공단에 제출한다.

④ 간호사의 지도 · 감독 하에 간호조무사가 환자의 기본적인 일상생활을 보조할 수 있다.

---

12 계층제란 권한과 책임의 정도에 따라 직무를 등급화하여 상하 조직 단위 사이를 직무상의 지휘 · 감독 관계로 만드는 것이다. 계층제의 원리는 책임의 경중을 따져서 상하 간에 분업하는 등급화의 원리와 유사하다고 할 수 있다.

13 거래적 리더십은 리더가 구성원들과 맺은 거래적 계약 관계에 기반을 두고 영향력을 발휘하는 리더십을 의미한다. 따라서 거래적 리더십을 발휘하는 리더는 구성원이 목표를 달성하면 원하는 보상을 얻는다는 확신을 갖게 함으로써 동기를 부여한다.

14 서비스의 특징
 ㉠ **무형성** : 서비스는 물건이 아니라 일종의 수행으로 그 형태가 없다. 제품과 서비스를 구분 짓고 서비스만의 고유한 특성을 유발하는 가장 핵심적인 특징이다.
 ㉡ **비분리성** : 서비스는 생산과 동시에 소비된다. 따라서 서비스의 소비자와 제공자는 분리될 수 없다.
 ㉢ **이질성** : 동일한 유형의 서비스라고 하더라도 누가, 언제, 어디서 제공하느냐 등에 따라 서비스의 질이나 만족도가 달라진다.
 ㉣ **소멸성** : 비분리성이라는 서비스 고유의 특성에서 기인하는 것으로 서비스는 저장될 수 없다.

15 ② 입원료는 의학관리료 40%, 간호관리료 25%, 병원관리료 35%로 구성되어 있다.

정답 및 해설 　12.③　13.③　14.②　15.②

16 의료기관 내 환자안전 관리를 위한 접근법으로 옳지 않은 것은?

① 업무 수행 과정을 단순화하고 표준화한다.

② 근접오류에 대해 강제적 보고 체계를 원칙으로 한다.

③ 표준화된 공통 언어를 사용하고 개방적인 의사소통을 함으로써 팀워크를 향상시킨다.

④ 의료인 개인에 초점을 두기보다는 오류를 발견·예방할 수 있는 시스템을 구축하기 위해 노력한다.

17 진료계획표(clinical pathway)를 적용한 입원환자 사례관리에 대한 설명으로 옳지 않은 것은?

① 고위험·고비용 질병을 대상으로 한다.

② 의료서비스의 지속성을 향상시킨다.

③ 진료의 자율성을 증가시킨다.

④ 다학제 전문 분야의 협력을 유도한다.

18 간호 인력예산 수립 시 고려해야 할 것만을 모두 고른 것은?

> ㉠ 입원 환자 수
> ㉡ 결근·이직률
> ㉢ 간호전달체계
> ㉣ 간호소모품 사용량

① ㉠, ㉡

② ㉡, ㉢

③ ㉠, ㉡, ㉢

④ ㉠, ㉢, ㉣

19 조직 구조 유형에 대한 설명으로 옳은 것은?

① 라인 조직 – 특정한 과제를 달성하기 위한 임시 조직이다.
② 프로젝트 조직 – 구성원의 수직적 권한과 책임을 강조한다.
③ 매트릭스 조직 – 구성원 간 위계가 없는 자율적인 조직이다.
④ 네트워크 조직 – 고도의 분권화, 수평화, 이질성이 나타난다.

---

16 ② 근접오류에 대해 자율적 보고 체계를 원칙으로 한다.

17 진료계획표 … 진료 과정을 순서와 시점에 따라 의료진 간 원활한 진료를 위해 약속한 계획표를 말한다.
③ 진료계획표는 진료의 자율성을 감소시킨다.

18 인력예산이란 조직을 운영하는 데 필요한 노동력을 조달하기 위해 소요되는 비용으로, 간호 인력예산 수립 시에는 환자의 수와 환자의 간호요구도, 간호시간, 간호 인력의 결근·이직률 등을 종합적으로 고려해야 한다.

19 ① 라인 조직은 일원적 지휘 명령과 단일관리로 인해 질서를 유지하기가 쉽고 견고한 조직 형태로 구성원의 수직적 권한과 책임을 강조한다.
② 프로젝트 조직은 특정한 사업 목표를 달성하기 위해 임시적으로 조직 내의 인적·물적 자원을 결합하는 조직 형태이다.
③ 매트릭스 조직은 프로젝트 조직과 기능식 조직을 절충한 형태로, 구성원 개인을 원래의 종적 계열과 함께 횡적 또는 프로젝트 팀의 일원으로 임무를 수행하게 하는 조직 형태이다.

20 근로기준법령상 정하고 있는 수당만을 모두 고른 것은?

> ㉠ 연장 근로 수당
> ㉡ 휴일 근로 수당
> ㉢ 직책 수당
> ㉣ 특수 작업 수당

① ㉠, ㉡

② ㉢, ㉣

③ ㉠, ㉡, ㉣

④ ㉠, ㉡, ㉢, ㉣

20 근로기준법 제56조(연장·야간 및 휴일근로)에서 연장 근로 수당과 휴일 근로 수당에 대해 규정하고 있다.

※ **연장·야간 및 휴일 근로 〈근로기준법 제56조〉**

　　㉠ 사용자는 연장근로(제53조·제59조 및 제69조 단서에 따라 연장된 시간의 근로)에 대하여는 통상임금의 100분의 50 이상을 가산하여 근로자에게 지급하여야 한다.

　　㉡ ㉠에도 불구하고 사용자는 휴일근로에 대하여는 다음 각 호의 기준에 따른 금액 이상을 가산하여 근로자에게 지급하여야 한다.

　　　• 8시간 이내의 휴일근로 : 통상임금의 100분의 50

　　　• 8시간을 초과한 휴일근로 : 통상임금의 100분의 100

　　㉢ 사용자는 야간근로(오후 10시부터 다음 날 오전 6시 사이의 근로)에 대하여는 통상임금의 100분의 50 이상을 가산하여 근로자에게 지급하여야 한다.

1 다음 설명에 해당하는 것은?

> 대형 의료사고나 산업재해와 같은 심각한 사고는 우연히 발생하는 것이 아니라 그 이전에
> 경미한 사고나 징후들이 반드시 존재한다.

① 적신호 사건
② 하인리히 법칙
③ 근본원인 분석
④ 스위스 치즈 모형

2 진료비 지불제도 중 행위별 수가제에 대한 설명으로 옳은 것은?

① 의료서비스 항목별로 가격을 매겨 지불하는 방식이다.
② 과잉 진료를 줄일 수 있지만 의료서비스의 질도 저하될 위험이 있는 방식이다.
③ 유사한 질병군 별로 미리 책정된 일정액의 진료비를 지불하는 방식이다.
④ 환자의 입원 1일당 또는 외래진료 1일당 의료서비스 수가를 정하여 지불하는 방식이다.

3 약품 관리방법으로 옳지 않은 것은?

① 약품의 외관, 포장이 유사한 경우 분리 보관한다.

② 병동에서 사용하고 남은 마약은 병동에서 즉시 폐기한다.

③ 고위험 약품 보관은 경구, 주사 등 제형별로 각각 분리하여 보관한다.

④ 항암주사제, 고농도 전해질은 각각의 안전지침에 따른 규정에 의거하여 보관한다.

---

1 제시된 내용은 하인리히 법칙에 대한 설명이다.
　① **적신호 사건**(sentinel event) : 치료과정에서 전혀 예상치 못하거나 기대하지 않았던 사망, 심각한 신체적, 심리적 상해를 유발하는 사건을 말한다.
　③ **근본원인 분석**(RCA : Root Cause Analysis) : 오류가 발생할 수 있는 시스템의 잠재적인 취약점, 원인을 변화시키거나 수정하여 다시 발생하지 않도록 하는 것이다.
　④ **스위스 치즈 모형** : 구멍이 뚫린 스위스 치즈를 얇게 썰어 몇 장을 겹쳐 놓으면 구멍이 일직선상에 놓여 있기 어려운 것처럼, 사고의 원인들이 여러 가지이기 때문에 이들이 모두 겹쳐서 사고가 발생하기란 확률적으로 높지 않다. 그러나 여러 잠재 원인들이 동시에 작용할 경우, 즉 스위스 치즈의 구멍들이 일직선상에 놓이면 사고가 발생한다.

2 행위별 수가제는 진찰료, 검사료, 처치료, 입원료 등에 행위별로 가격을 매긴 뒤 합산하여 진료비를 산정하는 제도로, 진료의 다양성과 의사의 전문성을 인정한다는 반면 과잉진료와 의료비 급증을 야기할 수 있다.
　③ 포괄수가제에 대한 설명이다.

3 ② 사용하고 남은 잔여 마약류는 「마약류 관리에 관한 법률」 제12조 제2항 및 동법 시행규칙 제23조에 따라 해당 허가관청에 폐기신청서를 제출하고 관계공무원 입회하에 폐기하여야 한다.

　1.② 2.① 3.②

4 화재 발생 시 대처 방법으로 옳은 것은?

① 대피는 중환자부터 경환자, 보호자, 방문객, 조직구성원 순으로 한다.

② 비상 상황 기준에 따른 환자분류체계에 의하여 환자를 분류하여 대피시킨다.

③ 타 방화구획으로 대피하는 것보다 1차 화점으로 이동하는 것이 안전하다.

④ 보행이 가능한 환자는 계단보다 엘리베이터를 이용하여 신속하게 대피시킨다.

5 직무급에 대한 설명으로 옳은 것은?

① 근속연수에 따라 임금을 결정한다.

② 개인의 조직 공헌도에 따라 임금을 결정한다.

③ 직무의 책임성과 난이도 등에 따라 임금을 결정한다.

④ 직무특성과 근로자의 직무수행능력에 따라 임금을 결정한다.

6 자원기준 상대가치 수가제도(Resource-Based Relative Value System)에 대한 설명으로 옳지 않은 것은?

① 상대가치 점수는 매년 변하지만 환산지수는 변하지 않는다.

② 의료행위에 필요한 육체적, 기술적 노력을 반영할 수 있다.

③ 환자의 위급성과 위험성에 따른 업무량의 강도를 반영할 수 있다.

④ 의료행위에 제공되는 인력, 시설, 장비 등의 소모량을 반영할 수 있다.

7 직무충실화에 의하여 동기부여가 효과적인 사람은?

① 존재욕구가 강한 사람

② 친교욕구가 강한 사람

③ 자아실현욕구가 강한 사람

④ 소속욕구가 강한 사람

---

4 ① A급 환자는 중환자, 거동 불가능 환자이고, B급 환자는 도움을 받아서 보행이 가능한 환자, C급 환자는 자립으로 거동 가능한 일반 환자를 말한다. 대피 순서는 C, B, A 순이다.

  ③ 대피 시는 1차 화점으로 부터 타 방화구획으로 대피하고, 2차 직하층이나 피난층으로 대피한다.

  ④ 대피 시 승강기 탑승을 금지하고 비상계단을 이용 대피한다.

5 직무급이란 동일노동, 동일임금의 원칙에 입각하여 직무의 중요성·난이도 등에 따라서 각 직무의 상대적 가치를 평가하고 그 결과에 의거하여 그 가치에 알맞게 지급하는 임금을 말한다.

6 ① 환자지수는 상대가치 점수를 금액으로 바꾸어 주는 지표로 매년 변한다.

7 직무충실화 … 직무내용을 고도화해 직무의 질을 높이는 것을 의미한다.

  ③ 일반적으로 종업원은 스스로에게 부과된 직무가 양적, 질적으로 충실하며 의미 있고 책임감을 느낄 수 있는 일이라고 생각되는 경우에 동기가 부여된다.

정답 및 해설 4.② 5.③ 6.① 7.③

8 질병관리본부에서 제시한 의료관련감염 표준예방지침(2017)상 전파경로에 따른 주의와 질병의 연결이 옳은 것은?

① 공기전파주의 – 활동성 결핵, 홍역, 백일해

② 비말전파주의 – 디프테리아, 풍진, 유행성이하선염

③ 접촉주의 – VRE(Vancomycin-Resistant Enterococci)감염, 세균성 이질, 성홍열

④ 혈액(체액)주의 – A형 간염, B형 간염, HIV(Human Immunodeficiency Virus)

9 지난 5년간 분기별 입원환자의 병원감염 발생 추이를 살펴보는 데 적절한 분석도구는?

① 런차트(run chart)

② 레이다차트(radar chart)

③ 유사성다이어그램(affinity diagram)

④ 원인결과도(fishbone diagram)

10 동기부여 이론을 두 가지 군으로 분류할 때, 다음 설명에 해당하는 군에 속하는 이론은?

> • 무엇이 조직구성원들의 동기를 불러일으키는가를 다룬다.
> • 조직구성원들의 행동을 유발시키는 인간의 욕구나 만족에 초점을 맞춘다.

① 공정성 이론
② ERG 이론
③ 기대 이론
④ 목표설정 이론

---

8 ① 백일해는 비말전파주의에 해당한다.
③ 성홍열은 비말전파주의에 해당한다.
④ A형 간염은 접촉주의에 해당한다.

9 런 차트 … 그래프에 데이터를 점선으로 표시하고 꺾은 선으로 연결한 그래프로, 시간의 흐름에 따른 패턴과 추세를 파악할 수 있는 기법이다.

10 동기부여 이론
　㉠ 과정이론 : 동기 유발의 과정을 설명하는 이론
　　예 브룸의 기대 이론, 포터 및 롤러의 업적만족 이론, 조고풀러스 등의 통로-목표 이론, 애트킨슨의 기대이론, 애덤스의 공정성 이론 등
　㉡ 내용이론 : 동기를 유발하는 요인의 내용을 설명하는 이론
　　예 매슬로우의 욕구단계 이론, 앨더퍼의 ERG 이론, 허즈버그의 2요인 이론, 맥클리랜드의 성취동기이론 등3

정답 및 해설　8.② 9.① 10.②

11 다음 설명에 해당하는 간호전달체계 유형은?

> • 비용의 절감과 질 보장을 목적으로 환자가 최적의 기간 내에 기대하는 결과에 도달할 수 있도록 고안됨
> • 모든 의료팀원들의 다학제적 노력을 통합하여 환자결과를 향상시키는 데 초점을 둠

① 사례관리
② 팀간호방법
③ 일차간호방법
④ 기능적분담방법

12 다음 기준을 사전에 설정한 후 이에 따라 해당 직무의 등급을 평가하는 방법은?

> • 1등급 : 높은 수준의 학습과 오랜 경험을 필요로 하고, 판단력과 독자적인 사고가 항상 요구되는 과업을 수행
> • 2등급 : 높은 수준의 학습을 필요로 하고, 판단력과 독자적인 사고가 자주 요구되는 과업을 수행
> • 3등급 : 사전에 간단한 학습을 필요로 하는 과업을 수행
> • 4등급 : 매우 단순하고 반복적인 과업을 수행

① 서열법
② 점수법
③ 요소비교법
④ 직무분류법

13 인간관계론에 근거하여 조직구성원을 관리하고자 할 때 적합한 활동은?

① 간호조직의 팀워크를 향상시키기 위해 동아리 지원 제도를 도입한다.

② 간호사의 급여체계에 차별적 성과급제를 도입하여 인센티브를 제공한다.

③ 일반병동에 서브스테이션(substation)을 설치하여 물리적 환경을 개선한다.

④ 다빈도 간호행위에 대하여 병원간호실무 표준을 설정한다.

---

11 제시된 내용은 사례관리에 대한 설명이다.

※ 간호전달체계 유형

　ⓐ **전인간호방법** : 가장 오래된 간호전달체계로, 간호사가 각자에게 할당된 환자의 요구를 충족시키기 위해 모든 책임을 담당한다.

　ⓑ **기능적 간호방법** : 간호인력 별로 특정 업무를 배정하여 그 업무만을 기능적으로 수행하도록 하는 방법으로, 환자가 필요로 하는 간호를 총체적으로 수행하는 것과는 거리가 멀다.

　ⓒ **팀간호방법** : 보조 인력들이 정규 간호사의 지시 아래 환자간호에 참여하는 것으로, 간호사는 팀 리더로서 팀에 할당된 모든 환자의 상태와 요구를 알아야 하며 간호대상자의 개별적인 간호 계획을 수립한다.

　ⓓ **일차간호방법** : 일차 간호사는 한 명 이상의 환자를 입원 혹은 치료 시작부터 퇴원 혹은 치료를 마칠 때까지 24시간 내내 환자 간호의 책임을 담당한다.

　ⓔ **사례관리방법** : 환자가 최적의 기간 내에 기대하는 결과에 도달할 수 있도록 고안된 건강관리체계로 모든 의료팀원의 노력을 통합하여 환자의 목표를 달성하는 데 초점을 두는 방법이다.

12 제시된 내용은 직무분류법에 따른 평가를 위해 직무의 등급을 설정한 것이다.

　① **서열법** : 전체적·포괄적인 관점에서 각 직무를 수행함에 있어 요구되는 지식, 숙련도, 책임 등을 고려하여 상호 비교하여 순위를 정하는 방법

　② **점수법** : 직무와 관련된 각 요소들을 구분하여 그 중요도에 따라 평가한 다음 점수를 합산하여 각 직무의 가치를 매기는 방법

　③ **요소비교법** : 가장 핵심이 되는 몇 개의 기준직무를 선정하고 각 직무의 평가요소를 기준직무의 평가요소와 결부시켜 비교함으로써 모든 직무의 상대적 가치를 결정하는 방법

13 인간관계론은 조직구성원들의 사회적·심리적 욕구와 조직 내 비공식집단 등을 중시하며, 조직의 목표와 조직 구성원들의 목표 간의 균형 유지를 지향하는 민주적·참여적 관리 방식을 추구하는 조직이론이다.

　① 인간관계론에 근거하여 비공식집단인 동아리 지원 제도를 도입하였다.

정답 및 해설 　11.① 　12.④ 　13.①

14 다음 사례에서 간호사의 위약(placebo) 사용에 대한 정당성을 부여할 수 있는 윤리 원칙은?

> 환자가 수술 후 통증조절을 위해 데메롤(Demerol)과 부스펜(Busphen)을 투약받고 있다. 수술 후 1주일이 넘었는데도 환자는 매 시간마다 호출기를 누르며 진통제를 요구하고 있다. 담당 간호사는 의사와 상의하여 부스펜과 위약을 처방받아 하루 3회 투약하기로 하였다.

① 신의의 원칙

② 정의의 원칙

③ 선행의 원칙

④ 자율성 존중의 원칙

15 페이욜(Fayol)이 제시한 행정관리론의 관리원칙이 아닌 것은?

① 규율(discipline)의 원칙

② 공정성(equity)의 원칙

③ 고용안정(stability of tenure of personnel)의 원칙

④ 방향 다양성(diversity of direction)의 원칙

16 전단적 의료(unauthorized medical care)가 발생하지 않도록 의료인이 준수해야 할 의무는?

① 비밀누설금지 의무

② 결과예견 의무

③ 결과회피 의무

④ 설명과 동의 의무

14 윤리 원칙과 윤리 규칙

    ⊙ 윤리 원칙

      • 자율성 존중의 원칙 : 치료 과정과 방법, 그리고 필요한 약품의 효능과 부작용 등을 거짓 없이 상세히 설명하고, 환자는 자신의 자발적 선택과 충분한 설명에 의거하여 치료에 동의해야 한다.

      • 악행 금지의 원칙 : 타인에게 의도적으로 해를 입히거나 타인에게 해를 입히는 위험을 초래하는 것을 금지한다.

      • 선행의 원칙 : 악행 금지의 원칙을 넘어서 해악의 예방과 제거와 적극적인 선의 실행을 요구한다.

      • 정의의 원칙 : 공평한 분배에 대한 윤리적 원칙이다.

    ⓒ 윤리 규칙

      • 정직의 규칙 : 선을 위해서 진실을 말해야 하는 의무이다.

      • 신의의 규칙 : 환자의 의료기밀을 보장하기 위해 최선을 다해야 한다는 규칙이다.

      • 성실의 규칙 : 끝까지 최선을 다하려는 노력, 약속이행의 의지를 말한다.

15 페이욜은 일반적인 관리원칙으로 분업의 원칙, 권한-책임의 원칙, 규율의 원칙, 명령일원화의 원칙, 지휘일원화의 원칙, 공동의 이익에 대한 개인의 이익 종속의 원칙, 공정한 보수의 원칙, 권한 집중화의 원칙, 계층조직의 원칙, 질서의 원칙, 공정의 원칙, 고용안정의 원칙, 창의성의 원칙, 종업원 단결의 원칙을 제시하였다.

16 전단적 의료란 의료인이 어떤 위험성이 있는 의료행위를 실시하기 전에 환자로부터 동의를 얻지 않고 의료행위를 시행하는 것으로 불법행위이며 민형사상 책임을 진다.

정답 및 해설 14.③ 15.④ 16.④

17 피들러(Fiedler)의 상황적합성 이론에서 제시한 리더십 상황에 따른 효과적인 리더십 행동유형의 연결이 옳은 것은?

	리더십 상황			리더십 행동유형
	리더-구성원관계	과업구조	리더의 직위권력	
①	나쁨	높음	강함	과업지향적 리더십
②	나쁨	낮음	약함	과업지향적 리더십
③	좋음	높음	강함	관계지향적 리더십
④	좋음	높음	약함	관계지향적 리더십

18 내부모집과 외부모집의 일반적인 특징의 비교로 바르게 연결한 것은?

	내부모집	외부모집
① 모집 범위	넓다	좁다
② 모집 비용	많다	적다
③ 인력개발 비용	적다	많다
④ 신규직원 적응 기간	짧다	길다

17 피들러의 상황적합성 이론

리더-구성원 관계	좋음	좋음	좋음	좋음	나쁨	나쁨	나쁨	나쁨
과업구조	높음	높음	낮음	낮음	높음	높음	낮음	낮음
리더의 직위권력	강함	약함	강함	약함	강함	약함	강함	약함
리더십 행동유형	과업중심				관계중심		과업중심	

18 내부모집과 외부모집의 장단점

구분	내부모집	외부모집
장점	• 고과기록으로 적합한 인재를 적재적소에 배치→검증된 인재 • 직원의 사기 향상, 동기유발 • 훈련과 사회화 기간 단축 • 재직자의 직장안전 제공 • 신속한 충원과 비용 절감	• 모집범위가 넓어 유능한 인재 영입 • 인력개발 비용절감(경력자) • 새로운 정보와 지식의 도입이 용이→조직에 활력을 북돋움 • 조직 홍보 효과
단점	• 모집범위의 제한으로 유능한 인재영입이 어려움 • 조직 내부정치와 관료제로 인한 비효율성 • 내부 이동의 연쇄효과로 인한 혼란 • 급속한 성장기 조직의 인력부족 • 창의성 결여로 조직 발전을 저해 • 다수 인원 채용 시 인력공급 불충분	• 권력에 의한 부적격자 채용 가능성 • 안정되기까지는 비용 시간 소모 • 내부 인력의 사기 저하 • 채용에 따른 비용 부담 • 신규직원 적응기간의 장기화

정답 및 해설 17.② 18.④

19 「의료법」상 진단서 등에 대한 설명으로 옳은 것은?

① 조산사는 자신이 조산한 것에 대한 사망증명서 교부를 요구받은 때에는 정당한 사유없이 거부하지 못한다.

② 의사는 진료 중이던 환자가 최종 진료 시부터 24시간이 지난 후 사망한 경우에는 다시 진료를 해야만 증명서를 내줄 수 있다.

③ 의사는 자신이 진찰한 자에 대한 진단서 교부를 요구받은 때에는 정당한 사유가 있는 경우에도 거부하지 못한다.

④ 환자를 검안한 치과의사는 「형사소송법」 제222조 제1항에 따라 검시를 하는 지방검찰청검사에게 환자의 허락없이 검안서를 교부하지 못한다.

20 다음 설명에 해당하는 기획의 원칙은?

> 간호관리자가 병원 질관리 시스템 구축을 기획하기 위해 필요한 인원, 물자, 설비, 예산 등 모든 제반 요소를 빠짐없이 사전에 준비하였다.

① 탄력성

② 계층화

③ 포괄성

④ 간결성

19 진단서 등〈의료법 제17조〉

㉠ 의료업에 종사하고 직접 진찰하거나 검안(檢案)한 의사[이하 이 항에서는 검안서에 한하여 검시(檢屍)업무를 담당하는 국가기관에 종사하는 의사를 포함한다], 치과의사, 한의사가 아니면 진단서·검안서·증명서를 작성하여 환자(환자가 사망하거나 의식이 없는 경우에는 직계존속·비속, 배우자 또는 배우자의 직계존속을 말하며, 환자가 사망하거나 의식이 없는 경우로서 환자의 직계존속·비속, 배우자 및 배우자의 직계존속이 모두 없는 경우에는 형제자매를 말한다) 또는 「형사소송법」 제222조제1항에 따라 검시(檢屍)를 하는 지방검찰청검사(검안서에 한한다)에게 교부하지 못한다. 다만, 진료 중이던 환자가 최종 진료 시부터 48시간 이내에 사망한 경우에는 다시 진료하지 아니하더라도 진단서나 증명서를 내줄 수 있으며, 환자 또는 사망자를 직접 진찰하거나 검안한 의사·치과의사 또는 한의사가 부득이한 사유로 진단서·검안서 또는 증명서를 내줄 수 없으면 같은 의료기관에 종사하는 다른 의사·치과의사 또는 한의사가 환자의 진료기록부 등에 따라 내줄 수 있다.

㉡ 의료업에 종사하고 직접 조산한 의사·한의사 또는 조산사가 아니면 출생·사망 또는 사산 증명서를 내주지 못한다. 다만, 직접 조산한 의사·한의사 또는 조산사가 부득이한 사유로 증명서를 내줄 수 없으면 같은 의료기관에 종사하는 다른 의사·한의사 또는 조산사가 진료기록부 등에 따라 증명서를 내줄 수 있다.

㉢ 의사·치과의사 또는 한의사는 자신이 진찰하거나 검안한 자에 대한 진단서·검안서 또는 증명서 교부를 요구받은 때에는 정당한 사유 없이 거부하지 못한다.

㉣ 의사·한의사 또는 조산사는 자신이 조산한 것에 대한 출생·사망 또는 사산 증명서 교부를 요구받은 때에는 정당한 사유 없이 거부하지 못한다.

㉤ ㉠부터 ㉣까지의 규정에 따른 진단서, 증명서의 서식·기재사항, 그 밖에 필요한 사항은 보건복지부령으로 정한다.

20 제시된 내용은 포괄성의 원칙에 대한 설명이다.

① 탄력성의 원칙 : 기획은 변동되는 상황에 대응할 수 있고, 하부 집행기관이 창의력을 충분히 발휘할 수 있도록 탄력성을 지녀야 한다.

② 계층화의 원칙 : 기획은 가장 큰 것으로부터 시작하여 구체화 과정을 통해 연차적으로 기획을 파생시킨다.

④ 간결성의 원칙 : 기획은 가능한 한 난해하고 전문적인 용어를 피해 간결하고 명료하게 표현해야 한다.

1 〈보기〉의 간호전달체계의 종류는?

> 〈보기〉
>
> 전문직 간호사와 간호보조인력이 함께 팀을 이루어 일을 하는 것으로, 일반적으로 2~3명의 간호요원이 분담 받은 환자들의 입원에서 퇴원까지 모든 간호를 담당한다.

① 팀간호

② 일차간호

③ 모듈간호

④ 사례관리

2 요통환자가 많은 지역사회에서 요통전문병원을 개원하였다면, 의료의 질(quality) 구성요소 중 어느 것에 해당하는가?

① 가용성(availability)

② 적합성(adequacy)

③ 적정성(optimality)

④ 효율성(efficiency)

1 간호전달체계는 간호사가 대상자에게 간호를 제공하기 위하여 책임과 권한을 분담하는 조직 구조로서 간호단위라는 물리적 공간을 중심으로 간호서비스를 전달하기 위하여 구성 인력들에게 업무를 할당하거나 조직화하는 방법을 말한다.

③ 모듈간호는 팀 간호를 정련하고 향상시키기 위해 개발된 방법으로 2~3명의 간호사가 환자들이 입원하여 퇴원할 때까지 모든 간호를 담당한다. 팀을 작게 유지함으로써 간호계획 수립과 조정활동에 전문직 간호사가 더 많이 관여가 가능하며, 팀원들 간의 의사소통에 소요되는 시간을 줄여 환자의 직접간호에 더 많은 시간을 할애한다.

※ **간호전달체계의 발전** … 역사적으로 간호전달체계는 초기의 사례 방법에서 시작하여 기능적 간호방법, 팀 간호방법, 일차간호방법, 사례관리의 형태로 발전해왔다.

㉠ **사례 방법** : 가장 초기에 개발된 방법으로 한 명의 간호사가 근무 동안 업무를 할당받아 모든 간호를 제공하는 방법

㉡ **기능적 간호방법** : 분업의 원리를 간호에 적용한 것으로 투약, 침상 정리, 환자 위생 관리 등과 같이 업무를 중심으로 간호를 분할하는 방법

㉢ **팀 간호방법** : 전문 지식과 기술을 갖춘 간호사와 보조 인력을 함께 활용하는 방법으로 팀 리더를 중심으로 간호사(RN), 실무 간호사(LPN), 간호보조인력이 한 팀이 되어 20~25명의 환자를 담당하는 방법

㉣ **일차간호방법** : 환자 중심적인 철학을 바탕으로 환자의 입원에서부터 퇴원까지 24시간 동안 1명의 일차간호사가 환자를 사정, 계획, 평가하는 책임과 권한을 갖고 간호를 수행하는 방법

㉤ **사례관리** : 환자가 최적의 기간 내에 기대하는 결과에 도달할 수 있도록 고안된 건강관리체계로, 모든 의료팀원의 노력을 통합하여 환자의 목표를 달성하는 데 초점을 두는 방법

2 요통환자가 많은 인구집단에 부합하는 요통전문병원을 개원하였으므로 의료의 질 구성요소 중 적합성과 관련 있다.

※ **Meyer의 고전적 의료의 질의 구성요소**

㉠ **효과성(Effectiveness)** : 목적한 바의 기대나 편익의 달성

㉡ **효율성(Efficiency)** : 자원이 불필요하게 소모되지 않은 정도

㉢ **기술 수준(Technical Quality)** : 과학적 타당성과 적절성

㉣ **접근성(Accessibility)** : 의료서비스 이용의 제한

㉤ **가용성(Availability)** : 공간적, 시간적 여건

㉥ **이용자 만족도(Customer Satisfaction)** : 이용자 기대수준의 충족

㉦ **지속성(Continuity)** : 시간적, 지리적, 종류 간 연결정도와 상관성

㉧ **적합성(Adequacy)** : 대상 인구집단에 부합하는 정도

정답 및 해설 1.③ 2.②

3 간호사는 간호조무사에게 욕창 발생의 위험이 있는 환자를 2시간마다 체위변경을 하도록 지시하였다. 간호조무사는 간호사의 지시를 잘못 듣고 4시간마다 체위변경을 시행하였고 이로 인하여 1단계 욕창이 발생하였다. 간호사의 행위에 해당하는 것은?

① 설명의무 태만
② 확인의무 태만
③ 동의의무 태만
④ 요양방법 지도의무 태만

4 직무수행평가에서 강제배분법을 사용함으로써 감소시킬 수 있는 평가 상의 오류 유형은?

① 후광 효과
② 논리적 오류
③ 규칙적 오류
④ 관대화 경향

5 모든 조직은 자신의 존재 이유인 조직목적을 가장 잘 성취할 수 있는 형태로 조직을 구조화하는데, 이러한 조직구조의 유형에 대한 설명으로 가장 옳은 것은?

① 매트릭스 조직은 생산과 기능에 모두 중점을 두는 이중적 조직이다.
② 위원회 조직은 부하에 대한 감독이나 통솔력이 증가 한다.
③ 직능 조직은 조직이 작고 단순할 때 운영이 잘 된다.
④ 프로세스 조직은 인적 및 물적 자원을 탄력적으로 운영할 수 있다.

6 「의료법 시행규칙」 제1조의 4(간호 · 간병통합서비스의 제공 환자 및 제공 기관)에 따른 간호 · 간병통합서비스의 제공 기관에 해당하지 않는 것은?

① 병원
② 요양병원
③ 치과병원
④ 한방병원

---

3 간호사는 간호의 내용 및 그 행위가 정확하게 이루어지는가를 확인할 의무가 있다. 간호보조행위에 대한 확인 의무 및 의약품과 기자재 사용에 대한 확인 의무가 이에 해당한다. 문제에 제시된 상황은 간호사가 간호조무사에게 지시한 간호행위가 정확하게 이루어지는가를 확인하지 않았으므로, 확인의무 태만에 해당한다.

4 강제배분법은 직무수행평가에서 흔히 발생하는 집중화 또는 관대화 경향을 제한하기 위해 등급을 강제배분하는 방법이다.
① **후광 효과** : 어떤 대상이나 사람에 대한 일반적인 견해가 그 대상이나 사람의 구체적인 특성을 평가하는 데 영향을 미치는 현상
② **논리적 오류** : 논증을 구성하거나 추론을 진행하는 데 있어 그 과정이 바르지 못하여 생긴 잘못된 추리나 판단
③ **규칙적 오류** : 어떤 평정자가 다른 평정자들보다 언제나 후한 점수 또는 나쁜 점수를 줌으로써 나타나는 오류
④ **관대화 경향** : 평정자가 피평가자의 수행이나 성과를 실제보다 더 높게 평가하는 오류

5 ② 위원회 조직은 특정문제에 대해 토의하거나 결정하기 위해 계획에 따라 모임을 가지는 조직으로 뚜렷한 서열이 존재하지 않아 부하에 대한 감독이나 통솔력이 증가하는 것은 아니다.
③ 직능 조직은 스탭 조직의 구성원이 단순히 충고나 조언의 기능을 넘어서서 라인에 있는 직원에게 명령할 수 있도록 권한을 부여한 것으로, 조직이 크고 복잡할 때 주로 나타난다.
④ 프로세스 조직이란 고객가치를 충족시키는 데 있어 최상의 프로세스가 구축될 수 있도록 전체 조직시스템(조직구조, 관리평가시스템, 보상시스템, 기업문화 등)을 프로세스를 중심으로 근본적으로 재설계한 조직이다. 따라서 자원의 탄력적 운영은 어렵다.

6 의료법 제4조의2 제2항(보건복지부령으로 정하는 병원급 의료기관은 간호 · 간병통합서비스를 제공할 수 있도록 노력하여야 한다.)에서 "보건복지부령으로 정하는 병원급 의료기관"이란 병원, 치과병원, 한방병원 및 종합병원을 말한다〈의료법 시행규칙 제1조의4 제2항〉.

정답 및 해설 3.② 4.④ 5.① 6.②

7 우리나라 간호서비스에 대한 지불제도인 간호수가에 관한 설명으로 가장 옳은 것은?

① 간호관리료는 간호사 확보수준에 따라 입원료를 차등 지급한다.

② 가정간호는 간호서비스 제공시간에 따라 수가가 산정된다.

③ 장기요양시설에 입소하는 환자는 상대가치요소를 고려하여 수가가 산정된다.

④ 간호행위별 수가를 산정하기 위해서는 포괄수가제를 적용한다.

8 직무수행평가는 구성원이 가지고 있는 능력, 근무성적, 자질 및 태도 등을 객관적으로 평가하는 것이다. 직무수행평가 유형에 대한 설명으로 가장 옳은 것은?

① 도표식 평정척도법(graphic rating scale)은 최고부터 최저 순위까지 상대서열을 결정하는 방법이다.

② 강제배분법(forced distribution evaluation)은 각 평정 요소마다 강약도의 등급을 나타내는 연속적인 척도를 도식하는 방법이다.

③ 중요사건기록법(critical incident method)은 논술형태로 조직구성원의 성과에 관해 강점과 약점을 기술하는 방법이다.

④ 행위기준고과법(BARS, behaviorally anchored rating scale)은 전통적인 인사고과시스템이 지니고 있는 한계점을 극복 보완하기 위해 개발된 평가기법이다.

9 관리자와 리더의 특성에 대한 설명 중 가장 옳은 것은?

① 관리자는 직위에 따르는 권한과 합법적인 권력을 갖는다.

② 리더는 주로 시간과 비용, 급여, 재고물품에 대한 통제를 강조한다.

③ 관리자는 수평적인 관점을 갖고, 리더는 수직적인 관점을 갖는다.

④ 관리자는 신뢰로 이끌어 가고, 리더는 통제하려고 한다.

7 ① 간호관리료차등제는 병상 수 또는 환자 수당 확보된 간호사 수에 따라 1~7등급으로 분류하여 그 등급에 따라 입원료에 대해 가산율을 적용하여 입원료를 차등지급하는 제도이다. 적정 수준의 간호사 수를 확보하지 못한 의료기관에서 간호서비스의 일부를 보호자나 간병인에게 위임하는 등 입원진료 시 간호서비스의 질이 저하되는 현상을 해소하고 의료기관의 간호서비스 질 향상을 유도하고자 도입되었다.

② 가정간호란 가정전문간호사가 가정에서 질병이나 상해가 있는 대상자에게 병원과 긴밀한 관계를 유지하면서 가정에서도 병원에서와 같은 양질의 치료와 간호를 받게 함으로써 질병과 장해로부터 회복을 도모하고 장기 입원이나 불필요한 입원으로 인한 국민의료비를 절감할 수 있는 제도이다. 가정간호 비용은 '가정간호 기본 방문료 + 진료행위별 수가(치료/재료비) + 교통비'로 결정된다.

③ 상대가치점수는 요양급여에 드는 시간·노력 등 업무량, 인력·시설·장비 등 자원의 양, 요양급여의 위험 도 및 요양급여에 따른 사회적 편익 등을 고려하여 산정한 요양급여의 가치를 각 항목 사이에 상대적 점수 로 나타낸 것으로 행위별수가제와 관련 있다. 장기요양시설은 일당정액수가제를 주로 적용한다.

④ 간호행위별 수가를 산정하기 위해서는 행위별수가제(fee-for-service)를 적용한다. 행위별수가제는 의료기 관에서 의료인이 제공한 의료서비스(행위, 약제, 치료재료 등)에 대해 서비스 별로 가격(수가)을 정하여 사 용량과 가격에 의해 진료비를 지불하는 제도이다. 포괄수가제는 환자가 입원해서 퇴원할 때까지 발생하는 진료에 대하여 질병마다 미리 정해진 금액을 내는 제도로, 행위별수가제의 보완 및 의료자원의 효율적 활용 을 위해 병행하고 있다.

8 ④ 행위기준고과법은 중요사건기록법과 도표식 평정척도법을 결합한 방식으로 두 방법의 장점을 강화한 것이 다. 주관적 판단 배제를 위해 직무분석에 기초하여 직무와 관련된 중요 과업분야를 선정하고, 각 분야에 대 해 이상적인 과업 형태에서 바람직하지 못한 행태까지로 등급 구분된 평정표를 사용한다.

① 도표식 평정척도법은 가장 보편적으로 사용하는 방식으로 실적, 능력, 태도 등 평정요소를 나열하고 다른 한편에 각 평정요소마다 그 우열을 나타내는 척도인 등급을 표시한다. 직무분석보다는 직관을 바탕으로 평 정요소가 결정되어 평정표 작성이 쉽다는 장점이 있으나, 연쇄효과나 집중과·관대화 경향 등 오류가 발생 할 수 있다는 단점이 있다.

② 강제배분법은 도표식 평정척도법에서 흔히 나타날 수 있는 관대화 경향이나 집중화 경향을 줄이기 위해 사 용되는 방법으로, 미리 평점점수의 분포비율을 정해 놓는 방법이다.

③ 중요사건기록법은 근무평정기간 중에 일어난 근무실적에 영향을 주는 중요사건들을 기록해 두었다가 이를 중심으로 피평가자를 평가하는 방법이다.

9 ② 관리자는 주로 시간과 비용, 급여, 재고물품에 대한 통제를 강조한다.

③ 리더는 수평적인 관점을 갖고, 관리자는 수직적인 관점을 갖는다.

④ 리더는 신뢰로 이끌어 가고, 관리자는 통제하려고 한다.

정답 및 해설 7.① 8.④ 9.①

10 효과적인 통제전략에 대한 설명으로 가장 옳은 것은?

① 통제는 활동의 특성이나 상황과 무관하게 원칙에 근거하도록 한다.

② 모니터링 체계는 업무수행을 완료한 후 확인되어야 한다.

③ 수행의 표준은 업무수행을 완료한 후 정한다.

④ 통제는 조직문화에 알맞아야 한다.

11 의료의 질 향상 방법으로 제시되는 FOCUS-PDCA에서 〈보기〉의 단계에 해당하는 것은?

〈보기〉

개선하고, 자료수집 및 분석을 한다.

---

① 계획(Plan)

② 시행(Do)

③ 점검(Check)

④ 실행(Act)

12 기획에 대한 설명으로 옳지 않은 것을 〈보기〉에서 모두 고른 것은?

〈보기〉

㉠ 기획은 활동목표와 방법(how to do)을 의미하는 반면, 계획은 새로운 아이디어를 포함하는 방향성을 지닌 창조행위(what to do)를 의미한다.

㉡ 기획의 원칙에는 목적부합, 간결성, 탄력성, 안정성, 경제성의 원칙 등이 있다.

㉢ 기획의 유형은 전략기획, 전술기획, 운영기획으로 분류할 수 있다.

㉣ 운영기획은 비전 지향적이고 창의적이며, 긍정적 방향으로 변화를 지향하고, 비교적 장기간에 걸쳐 수립하는 전체적인 기획을 의미한다.

---

① ㉣

② ㉠㉣

③ ㉡㉢

④ ㉠㉡㉢

---

10 ① 통제는 원칙에 근거해야 하지만, 활동의 특성이나 상황에 따라 융통성을 가지고 해야 효과적이다.

② 모니터링 체계는 업무수행을 완료한 후뿐만 아니라 업무수행 중에도 확인되어야 한다.

③ 수행의 표준은 업무수행 전에 정한다.

11 FOCUS – PDCA

㉠ F(Find, 문제의 발견) : 개선이 필요한 문제를 선정

㉡ O(Organize, 팀 구성) : 업무과정을 잘 파악하고 있는 구성원으로 팀을 조직

㉢ C(Clarify, 명확화) : 문제와 관련한 현재 상황을 명확히 파악

㉣ U(Understand, 원인분석) : 과정의 변이의 원인을 이해하고 문제의 원인을 분석

㉤ S(Select, 전략선택) : 우선순위에 의한 개선 전략을 선택

㉥ P(Plan, 계획수립) : 질 향상 활동 계획수립

㉦ D(Do, 실행) : 질 향상 활동, 자료수집 및 활동 효과분석

㉧ C(Check, 점검) : 수집된 자료를 분석을 통해 도출된 결과를 점검

㉨ A(Act, 조치) : 결과를 바탕으로 기존 CQI 활동에 어떤 조정 및 보완이 있어야 할지 결정

12 ㉠ 기획은 새로운 아이디어를 포함하는 방향성을 지닌 창조행위(what to do)를 의미하는 반면, 계획은 활동목표와 방법(how to do)을 의미한다.

㉣ 운영기획은 단기간에 걸쳐 수립한다. 장기간에 걸쳐 수립하는 전체적인 기획은 전략기획이다.

정답 및 해설 10.④ 11.② 12.②

13 조직은 다양한 환경으로부터 변화의 압력을 받으며 환경변화에 적절히 대응하기 위해 노력하고 있다. 이러한 조직변화의 유형에 대한 설명으로 가장 옳은 것은?

① 기술관료적 변화는 개인이나 집단이 그가 속한 사회 혹은 집단의 요구에 의해서 일어난다.

② 사회화 변화는 상관과 부하가 함께 목표를 결정하여 일어난다.

③ 상호작용적 변화는 상관과 부하가 동등한 입장에서 목표를 수립하지만, 무의식중에 다른 사람의 의견을 따를 때 일어난다.

④ 주입형 변화는 사고나 재해, 환경적인 요인 등에 의해서 이루어지고 목표 설정없이 일어난다.

14 조직 내 의사결정 방법에 대한 설명으로 가장 옳은 것은?

① 구조화된 문제의 경우 비정형적인 의사결정 방법이 유리하다.

② 의사결정의 비용 측면에서는 집단의사결정 방법이 유리하다.

③ 수용성의 측면에서는 개인의사결정 방법이 유리하다.

④ 문제해결 없이 의사결정이 이루어질 수 있다.

15 보상제도에 대한 설명으로 가장 옳은 것은?

① 성과급은 직무내용, 근무조건 등의 특수성에 따라 지급된다.

② 복리후생은 임금 외 부가적으로 지급되며, 보험·퇴직금 등이 포함된다.

③ 직능급은 직원의 근속 연수, 학력 등을 기준으로 지급된다.

④ 임금은 근로에 대한 대가를 말하며, 기본급 외에 수당과 상여금은 제외된다.

16 A간호사는 간호학과 졸업 후 중소규모의 재활병원에 취업하여 3년째 근무 중으로, 최근에 상급종합병원 경력직 간호사 모집에 지원하여 합격하였다. 그러나 현재 근무하는 재활병원 수간호사와 면담 후, A간호사는 상급종합병원 입사를 포기하고 그대로 재활병원에 남아 있기로 하였다. ERG이론에 근거하여 볼 때, 이후 A간호사의 욕구변화로 가장 옳은 것은?

① 존재욕구 충족으로 인하여 관계욕구 증대
② 관계욕구 충족으로 인하여 성장욕구 증대
③ 성장욕구 좌절로 인하여 관계욕구 증대
④ 관계욕구 좌절로 인하여 존재욕구 증대

---

13 ① 개인이나 집단이 그가 속한 사회 혹은 집단의 요구에 의해서 일어나는 것은 사회적 변화이다.
② 상호작용적 변화, 계획적 변화, 주입형 변화 등에서는 상관과 부하가 함께 목표를 결정하지만 사회화 변화는 그렇지 않다.
④ 조직변화의 출발은 목표 설정에서 시작한다. 따라서 주입형 변화 역시 목표 설정없이 일어나는 것은 아니다.

14 ① 구조화된 문제의 경우 정형적인 의사결정 방법이 유리하다.
② 집단의사결정 방법은 개인의사결정 방법보다 시간과 비용이 많이 드는 단점이 있다.
③ 수용성의 측면에서는 개인의사결정 방법보다 집단의사결정 방법이 유리하다.

15 ① 성과급은 작업의 성과를 기준으로 지급하는 임금이다.
③ 직무급은 직무를 수행하는 능력에 따라 임금을 지급하는 방식으로, 기능, 자격, 지식, 숙련도, 경험 따위의 일정한 판정 기준에 의하여 서열을 정하고 임금을 정한다.
④ 임금은 근로자가 노동의 대가로 사용자에게 받는 보수로, 기본급 외에 수당, 상여금 따위가 있으며 현물 급여도 포함된다.

16 상급종합병원으로의 이직을 포기하였으므로 성장욕구 좌절이며, 현재 근무하는 재활병원에 남았으므로 관계욕구의 증대라고 할 수 있다.
※ ERG이론 … Maslow의 5단계 욕구이론을 수정해서 개인의 욕구 단계를 3단계로 단순화시킨 Alderfer의 욕구이론
　ⓐ 생존욕구(existence needs) : 육체적인 생존을 유지하고자 하는 다양한 유형의 물리적·생리적 욕구
　ⓑ 관계욕구(relatedness needs) : 타인과의 관계를 유지하고자 하는 인간의 기본 욕구
　ⓒ 성장욕구(growth needs) : 자신의 성장과 발전을 도모하고자 하는 인간의 기본 욕구

정답 및 해설 13.③ 14.④ 15.② 16.③

17 의료시장 개방에 따른 의료시장 내 경쟁심화, 고객의 알 권리 및 소비자 보호의 강화 등으로 간호의 질관리가 중요한 사안이 되고 있다. 간호의 질 관리와 관련된 용어 정의로 가장 옳은 것은?

① 결과표준은 의사소통, 환자간호계획, 절차편람, 환자 교육실시와 관련된 기준과 표준들이다.

② 구조표준은 수행되는 간호활동과 관련된 기준과 표준 들이다.

③ 과정표준은 환경, 기구의 사용, 직원의 자격과 관련된 기준과 표준들이다.

④ 간호표준은 간호의 구조, 과정 및 결과적 측면의 질을 평가 할 수 있는 간호에 대한 기대수준으로 달성 가능한 질의 정도, 목표를 말한다.

18 조직구성원 간의 반복적인 상호작용 패턴으로 의사 소통 경로의 구조를 의미하는 의사소통 네트워크(의사 소통망)에 대한 설명으로 가장 옳은 것은?

① 사슬형은 집단 내에 특정 리더가 있는 것은 아니지만 집단을 대표할 수 있는 인물이 있는 경우에 나타난다.

② Y형은 특정 리더에 의해 모든 정보가 전달되기 때문에 리더에게 정보가 집중되는 현상을 보인다.

③ 수레바퀴형(윤형)은 공식적인 리더나 팀장은 있지만 지위나 신분의 서열이 뚜렷하지 않고 특정 문제의 해결을 위한 조직에서 나타난다.

④ 원형은 구성원 간의 상호작용이 한곳에 집중되지 않고 널리 분산되어 있어서 수평적 의사소통이 가능하다.

17 ① 결과표준은 간호활동의 결과와 관련된 표준이다.

②③ 구조표준은 간호활동이 행해지는 조직구조 간의 관계에 관련된 표준이다. 수행되는 간호활동과 관련된 기준과 표준은 과정표준이다.

18 의사소통 네트워크의 유형

ⓐ **수레바퀴형** : 집단 구성원 간에 리더가 존재하는 경우에 나타나는 형태로, 구성원들의 정보전달이 한 사람의 리더에 집중된다.

ⓑ **사슬형** : 의사소통이 공식적인 명령계통과 수직적인 경로를 통해서 이루어지는 형태로, 구성원들 간의 커뮤니케이션이 연결되지 않는다.

ⓒ **Y형** : 사슬형과 수레바퀴형이 혼합된 유형으로, 수레바퀴형에서처럼 확고한 리더가 존재하지는 않지만 비교적 집단을 대표할 수 있는 인물이 있는 경우에 나타난다.

ⓓ **원형** : 구성원 간에 뚜렷한 서열이 없는 경우에 나타나는 형태로, 위원회나 태스크포스의 구성원들 사이에 이루어지는 커뮤니케이션 유형이다.

ⓔ **개방형** : 리더가 존재하지 않고 구성원 누구나 다른 구성원과 커뮤니케이션을 주도할 수 있는 형태로, 구성원들 간 정보교환이 완전히 이루어져 완전연결형이라고도 한다.

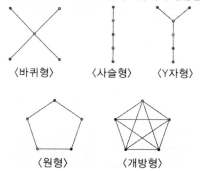

〈바퀴형〉 〈사슬형〉 〈Y자형〉

〈원형〉 〈개방형〉

정답 및 해설 17.④ 18.④

19 〈보기〉와 같은 질 향상 활동 방법의 종류는?

> • 모든 서비스와 상품의 불량률이나 결함을 줄이고 고객 만족을 높이기 위한 질 향상 활동 방법이다.
> • 드매익(DMAIC)이라고 불리는 '정의 – 측정 – 분석 – 개선 – 관리'의 절차로 프로세스의 개선을 수행한다.

① PDCA 사이클
② 린(lean)
③ 6시그마
④ 균형성과표(BSC, Balanced Score Card)

20 서비스의 표준화 및 품질통제가 어려워 서비스 표준의 설계 및 수행 그리고 서비스의 맞춤화 시행이 필요한 서비스의 특징은?

① 이질성
② 무형성
③ 비분리성
④ 소멸성

19 6시그마

ⓐ 모든 프로세스에 적용할 수 있는 전방위 경영혁신 운동으로, 1987년 미국의 마이클 해리가 창안한 품질경영 혁신기법이다.

ⓑ 모든 서비스와 상품의 불량률이나 결함을 줄이고 고객만족을 높이기 위한 질 향상 활동 방법이다.

ⓒ 6시그마 품질수준이란 3.4PPM(parts per million)으로, 100만 개의 제품 중 발생하는 불량품이 평균 3.4개 라는 것을 의미한다. 이는 실제 업무상 실현될 수 있는 가장 낮은 수준의 에러로 인정된다.

ⓓ 6시그마의 해결기법 과정은 DMAIC로 대표된다. 즉, 정의(define), 측정(measure), 분석(analyze), 개선 (improve), 관리(control)를 거쳐 최종적으로 6시그마 기준에 도달하게 된다.

20 서비스의 특징

ⓐ **무형성** : 서비스는 상품과 다르게 형태가 있지 않아 저장할 수 없다.

ⓑ **비분리성(동시성)** : 서비스는 제공자에 의해 제공되는 동시에 고객에 의해 소비된다.

ⓒ **이질성** : 같은 서비스는 서비스를 전달하는 사람과 고객의 상황에 따라 달라진다.

ⓓ **소멸성** : 상품과 달리 서비스는 1회로 소멸하며 소비되지 않은 서비스는 재고로 보관할 수 없다.

정답 및 해설　19.③　20.①

1 기획의 원칙에 대한 설명으로 옳은 것은?

① 기획자의 전문성이 부각될 수 있는 전문용어를 사용한다.

② 기획자의 주관이 개입되지 않도록 객관적 정보를 통해 미래를 예측한다.

③ 조직의 목적 달성을 위해 처음 의도한 기획안은 변경하지 않아야 한다.

④ 추상성이 낮은 수준에서 높은 수준으로 순차적으로 기획한다.

2 변혁적 리더십(transformational leadership)의 구성 요소만을 모두 고르면?

> ㉠ 개별적 배려
> ㉡ 영감적 동기부
> ㉢ 보상 연계
> ㉣ 지적 자극

① ㉠㉡

② ㉠㉣

③ ㉠㉡㉣

④ ㉡㉢㉣

3 간호관리 체계모형의 투입 요소는?

① 간호인력의 수

② 환자의 재원일수

③ 간호사 이직률

④ 환자 만족도

---

1 ① 기획은 가능한 한 난해하고 전문적인 용어는 피해야 한다.
　③ 처음 의도한 기획안일지라도 외부환경 등 상황에 따라 변경이 가능해야 한다.
　④ 기획은 가장 큰 것으로부터 시작하여 구체화 과정을 통해 연차적으로 기획을 파생시킨다.

2 변혁적 리더십은 카리스마와 개별적 배려, 지적 자극을 통한 구성원들의 자아개념 자극하는 것으로 구성원들에
　대한 높은 기대의 표현을 통하여, 구성원들의 성과를 이끌어낸다.
　㉠ **카리스마** : 리더의 이상적인 공약, 구성원들에 대한 높은 기대감, 리더 자신의 확신감과 구성원들에 대한 리더
　　의 신뢰감에 의해 형성되는 것으로 구성원들은 리더 계획에 대한 강력한 지지와 몰입을 통해 리더와 자신 동
　　일시 함
　㉡ **지적 자극** : 부하들에게 문제점을 새로운 방식으로 보도록 시도하는 것으로 구성원은 스스로 문제에 대한 해
　　결책을 탐구, 구성원들의 문제해결능력이 높아짐
　㉢ **개별적 배려** : 리더의 관심사항과 부하들의 관심사항을 공유하는 것으로 구성원들이 개인적 욕구를 스스로
　　확인하게 만들고, 보다 높은 차원의 욕구를 가질 수 있도록 함
　㉣ **영감적 동기부여** : 큰 변화를 이룩해야 할 책무를 수행하는 리더로서 변화를 성공적으로 이룩하기 위하여 구
　　성원들로 하여금 정상의 노력과 헌신을 이끌어 낼 수 있어야 함

3 간호관리 체계모형
　㉠ **투입** : 인력, 물자, 자금, 시설, 설비, 정보 등의 자원을 포함한다.
　㉡ **전환과정** : 투입을 산출로 전환시키기 위해 필요한 관리과정(기획, 조직, 인사, 지휘, 통제)과 관리지원기능
　　(동기부여, 권력과 갈등, 의사소통, 의사결정, 지도성, 시간관리, 갈등관리 등)을 의미한다.
　㉢ **산출요소** : 간호서비스의 질과 양, 간호시간, 재원일수, 환자만족도, 조직활성화 등이 있다.

정답 및 해설 1.② 2.③ 3.①

4 다음 글에서 설명하는 것은?

> 전년도의 경비에 근거하여 차기 연도의 물가상승률이나 소비자물가지수 등을 추가 혹은 곱하는 방법으로 차기 연도의 예산을 세우는 방법

① 유동 예산제
② 점진적 예산
③ 기획 예산제
④ 영기준 예산제

5 의료인이 감염 예방을 위해 N95 마스크를 착용해야 하는 질병만을 모두 고르면?

> ㉠ 홍역   ㉡ 수두
> ㉢ 풍진   ㉣ 성홍열
> ㉤ 디프테리아(diphtheria)

① ㉠㉡
② ㉠㉤
③ ㉢㉣
④ ㉠㉡㉤

6 통제 활동에 대한 설명으로 옳은 것은?

① 근본원인분석(root cause analysis) – 적신호 사건을 예방하기 위하여 근본 원인을 전향적으로 파악한다.
② 린(Lean) – 지속적인 질 향상을 위해 업무 성과의 변이를 최소화한다.
③ 6-시그마(6-sigma) – 업무 프로세스에서 낭비 요소를 제거하고 고객에게 가치 있는 요소를 강조한다.
④ 오류유형과 영향분석(failure mode and effect analysis) – 업무 프로세스에서 발생할 수 있는 사건 유형을 사전에 파악하고 체계적으로 분석한다.

7 목표관리(MBO)에 대한 설명으로 옳지 않은 것은?

① 구체적인 목표와 측정 방법을 계획함으로써 조직성과를 향상시킨다.

② 단기목표에 치중하여 조직의 장기목표에 지장을 초래할 수 있다.

③ 객관적인 직무수행평가와 통제 활동을 용이하게 돕는다.

④ 성과의 질적 측면을 강조함으로써 계량적 목표 측정을 소홀히 한다.

---

4 점진적 예산제는 전년도 경비에 근거하여 차기연도의 물가상승률이나 소비자 물가지수 등을 올해 경비에 추가하여 차기연도의 예산을 세우는 방법으로, 이 방법은 실행하기가 간단하고 신속하며 전문적인 지식이 많지 않아도 세울 수 있으나 현재 책정되어 있는 수가에 동기부여의 의미가 전혀 없고, 여러 서비스나 프로그램의 우선순위가 고려되지 않기 때문에 재무적인 관점에서 보면 비효율적이다.

5 N95 마스크는 식품의약품안전처 기준 KF94에 해당하는 헤비필터 마스크이다. 숫자 '95'는 공기 중 미세과립의 95% 이상을 걸러준다는 뜻이다. N95 마스크는 공기전파주의 감염병인 홍역, 수두, 활동성 결핵, SARS 등의 예방을 위해 착용해야 한다.
ⓒⓔⓜ 비말전파주의 질병이다.

6 ① 근본원인분석은 과오의 재발을 예방하기 위한 체계적 변화에 중점을 두는 후향적 검토 방법이다.
② 린 생산방식은 작업 공정 혁신을 통해 비용은 줄이고 생산성은 높이는 것으로, 숙련된 기술자들의 편성과 자동화 기계의 사용으로 적정량의 제품을 생산하는 방식이다.
③ 6-시그마는 모든 서비스와 상품의 불량률이나 결함을 줄이고 고객만족을 높이기 위한 질 향상 활동 방법이다.

7 ④ 목표관리의 경우 질적인 목표는 측정이 어려우므로 계량적 목표 측정에만 치우칠 수 있는 단점이 있다.

정답 및 해설 4.② 5.① 6.④ 7.④

8 허즈버그(Herzberg)의 동기–위생 이론에 대한 설명으로 옳은 것은?

① 직무수행을 향상시키기 위해 위생요인을 개선한다.
② 위생요인을 개선하면 직무만족이 높아진다.
③ 작업조건 향상을 통해 동기요인을 개선한다.
④ 직무충실화를 통해 동기요인을 개선한다.

9 다음 글에서 설명하는 의사소통 네트워크의 유형은?

> • 구성원들 간 의사소통에 대한 만족도가 낮다.
> • 조직 내 강력한 리더가 있고 모든 구성원이 그 리더와 의사소통한다.
> • 구성원의 과업이 복잡할 경우에 의사소통 속도가 느리고 정보 공유가 어렵다.

① 원형
② 사슬형
③ 수레바퀴형
④ 완전연결형

10 상급종합병원의 일반병동 간호관리료 차등제에 대한 설명으로 옳은 것은?

① 7개 등급으로 구분하고 7등급을 기준으로 가산한다.
② 병상 수 대 간호사 수의 비가 2.5 : 1 미만이면 1등급이다.
③ 응급실, 신생아실, 분만실도 일반병동 간호관리료를 적용한다.
④ 직전 분기의 평균 병상 수 대비 당해 병동에서 간호업무에 종사하는 직전 분기 평균 간호사 수에 따라 산정한다.

8 허즈버그의 2요인 이론은 인간의 욕구 가운데는 동기요인과 위생요인의 두 가지가 있으며, 이 두 요인은 상호 독립되어 있다고 주장한다.

ⓐ **동기요인(만족요인)** : 조직구성원에게 만족을 주고 동기를 유발하는 요인

　　▣ 성취, 인정, 직무 내용, 책임, 승진, 승급, 성장 등

ⓑ **위생요인(불만요인)** : 욕구 충족이 되지 않을 경우 조직구성원에게 불만족을 초래하지만 그러한 욕구를 충족시켜 준다 하더라도 직무 수행 동기를 적극적으로 유발하지 않는 요인

　　▣ 조직의 정책과 방침, 관리 감독, 상사/동료/부하직원과의 관계, 근무환경, 보수, 지위, 안전 등

9 의사소통 네트워크의 유형

ⓐ **수레바퀴형** : 집단 구성원 간에 리더가 존재하는 경우에 나타나는 형태로, 구성원들의 정보전달이 한 사람의 리더에 집중된다.

ⓑ **사슬형** : 의사소통이 공식적인 명령계통과 수직적인 경로를 통해서 이루어지는 형태로, 구성원들 간의 커뮤니케이션이 연결되지 않는다.

ⓒ **Y형** : 사슬형과 수레바퀴형이 혼합된 유형으로, 수레바퀴형에서처럼 확고한 리더가 존재하지는 않지만 비교적 집단을 대표할 수 있는 인물이 있는 경우에 나타난다.

ⓓ **원형** : 구성원 간에 뚜렷한 서열이 없는 경우에 나타나는 형태로, 위원회나 태스크포스의 구성원들 사이에 이루어지는 커뮤니케이션 유형이다.

ⓔ **개방형** : 리더가 존재하지 않고 구성원 누구나 다른 구성원과 커뮤니케이션을 주도할 수 있는 형태로, 구성원들 간 정보교환이 완전히 이루어져 완전연결형이라고도 한다.

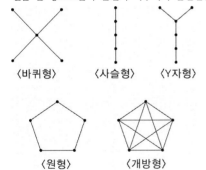

　〈바퀴형〉　　〈사슬형〉　　〈Y자형〉

　　〈원형〉　　〈개방형〉

10 ④ 서울시, 광역시 구지역, 경기도의 구가 있는 시에 소재한 의료기관은 병상 수 : 간호사 수를 기준으로, 이외의 지방 시군구 병원급(상급의료 의료기관 제외) 의료기관은 환자 수 : 간호사 수를 기준으로 등급을 구분한다.

① 상급종합병원의 일반병동 간호관리료 등급은 6등급으로 구분하고 6등급을 기준으로 가산한다.

② 병상 수 대 간호사 수의 비가 2.0 : 1 미만이면 1등급이다.

③ 일반병동의 병상 수는 의료기관의 전체 병상 중에서 응급실, 신생아실, 분만실, 집중치료실, 격리실, 무균치료실, 인공신장실, 낮병동, 정신과 폐쇄병동의 병상을 제외한 일반병동의 병상을 말한다.

정답 및 해설 8.④ 9.③ 10.④

11 용어에 대한 설명으로 옳지 않은 것은?

① 의료오류(medical error) — 현재의 의학적 지식수준에서 예방가능한 위해사건 혹은 근접오류

② 과오(malpractice) — 상식을 가진 일반인의 표준적 수준을 충족하지 못하는 행위

③ 과실(negligence) — 유해한 결과가 발생하지 않도록 정신을 집중할 주의의무를 태만히 한 행위

④ 전단적 의료(unauthorized medical care) — 위험성이 있는 의료를 행하기에 앞서 환자로부터 동의를 얻지 않고 의료행위를 하는 것

12 「한국간호사 윤리강령」의 항목에 대한 설명으로 옳은 것은?

① 건강 환경 구현 — 간호사는 건강을 위협하는 사회적 유해환경, 재해, 생태계의 오염으로부터 간호대상자를 보호하고, 건강한 환경을 보전·유지하는 데에 참여한다.

② 전문적 활동 — 간호사는 간호 수준의 향상과 근거기반 실무를 위한 교육과 훈련에 참여하고, 간호 표준 개발 및 연구에 기여한다.

③ 대상자 보호 — 간호사는 간호의 전 과정에서 인간의 존엄과 가치, 개인의 안전을 우선하여야 하며, 위험을 최소화하기 위한 조치를 취한다.

④ 취약한 대상자 보호 — 간호사는 인간 생명의 존엄성과 안전에 위배되는 생명과학기술을 이용한 시술로부터 간호대상자를 보호한다.

11 ② 의료과오는 의료인이 의료행위를 수행함에 있어서 당시의 의학지식 또는 의료기술의 원칙에 준하는 업무상 필요로 하는 주의의무를 게을리하여 환자에게 적절치 못한 결과를 초래한 것이다.

※ 의료과오는 의료인에게 법적 책임을 지울 수 있는 의료행위상의 잘못을 모두 포함하는 반면에 의료과실은 의료행위상의 잘못에 대하여 법적으로 비난할 수 있는 특정 요소로써, 사법상으로는 '일정한 사실을 인식할 수 있었음에도 불구하고 부주의로 인식하지 못한 것'을 의미하고, 형법상으로는 '정상의 주의를 태만함으로 인하여 죄의 성립요소인 사실을 인식하지 못한 것'을 뜻한다.

12 한국간호사 윤리강령 … 간호의 근본 이념은 인간 생명의 존엄성과 기본권을 존중하고 옹호하는 것이다. 간호사의 책무는 인간 생명의 시작으로부터 끝에 이르기까지 건강을 증진하고, 질병을 예방 하며, 건강을 회복하고, 고통을 경감하도록 돕는 것이다. 간호사는 간호대상자의 자기결정권을 존중하고, 간호대상자 스스로 건강을 증진하는 데 필 요한 지식과 정보를 획득하여 최선의 선택을 할 수 있도록 돕는다. 이에 대한간호협회는 국민의 건강과 안녕에 이바지하는 전문인으로서 간호사의 위상과 긍지를 높이고, 윤리의식의 제고와 사회적 책무를 다하기 위하여 이 윤리강령을 제정한다.

㉠ 간호사와 대상자
- **평등한 간호 제공** : 간호사는 간호대상자의 국적, 인종, 종교, 사상, 연령, 성별, 정치적 사회적 경제적 지위, 성적 지향, 질병과 장애의 종류와 정도, 문화적 차이를 불문하고 차별 없는 간호를 제공한다.
- **개별적 요구 존중** : 간호사는 간호대상자의 관습, 신념 및 가치관에 근거한 개인적 요구를 존중하여 간호를 제공한다.
- **사생활 보호 및 비밀유지** : 간호사는 간호대상자의 사생활을 보호하고, 비밀을 유지하며 간호에 필요한 정보 공유만을 원칙으로 한다.
- **알 권리 및 자기결정권 존중** : 간호사는 간호대상자를 간호의 전 과정에 참여시키며, 충분한 정보 제공과 설명으로 간호대상자가 스스로 의사결정을 하도록 돕는다.
- **취약한 대상자 보호** : 간호사는 취약한 환경에 처해 있는 간호대상자를 보호하고 돌본다.
- **건강 환경 구현** : 간호사는 건강을 위협하는 사회적 유해환경, 재해, 생태계의 오염으로부터 간호대상자를 보호하고, 건강한 환경을 보전 유지하는 데에 참여한다.

㉡ 전문가로서의 간호사 의무
- **간호표준 준수** : 간호사는 모든 업무를 대한간호협회 업무 표준에 따라 수행하고 간호에 대한 판단과 행위에 책임을 진다.
- **교육과 연구** : 간호사는 간호 수준의 향상과 근거기반 실무를 위한 교육과 훈련에 참여하고, 간호 표준개발 및 연구에 기여한다.
- **전문적 활동** : 간호사는 전문가로서의 활동을 통해 간호정책 및 관련제도의 개선과 발전에 참여한다.
- **정의와 신뢰의 증진** : 간호사는 의료자원의 분배와 간호활동에 형평성과 공정성을 유지하여 사회의 공동선과 신뢰를 증진하는 데에 참여한다.
- **안전한 간호 제공** : 간호사는 간호의 전 과정에서 인간의 존엄과 가치, 개인의 안전을 우선하여야 하며, 위험을 최소화하기 위한 조치를 취한다.
- **건강 및 품위 유지** : 간호사는 자신의 건강을 보호하고 전문가로서의 긍지와 품위를 유지한다.

㉢ 간호사와 협력자
- **관계윤리 준수** : 간호사는 의료와 관련된 전문직 · 산업체 종사자와 협력할 때, 간호대상자 및 사회에 대한 윤리적 의무를 준수한다.
- **대상자 보호** : 간호사는 간호대상자의 건강과 안전이 위협받는 상황에서 적절한 조치를 취한다.
- **생명과학기술과 존엄성 보호** : 간호사는 인간생명의 존엄성과 안전에 위배되는 생명과학기술을 이용한 시술로부터 간호대상자를 보호한다.

정답 및 해설 **11.**② **12.**①

13 개인 의사결정에 비해 집단 의사결정이 가진 장점만을 모두 고르면?

㉠ 결정의 질	㉡ 수용성
㉢ 신속성	㉣ 비용

① ㉠㉡
② ㉢㉣
③ ㉠㉡㉣
④ ㉡㉢㉣

14 다음 글에서 설명하는 환자분류방법은?

간호서비스 유형과 양을 결정하는 환자군별 특징을 광범위하게 기술하고 이를 기준으로 유사성에 기초하여 환자를 분류한다.

① 요인평가법
② 원형평가법
③ 점수평가법
④ 서술평가법

15 의료법령상 의료기관 인증에 대한 설명으로 옳은 것은?

① 인증등급은 인증 또는 조건부인증으로 구분하고, '인증' 유효기간은 4년이다.
② 이의신청은 평가결과 또는 인증등급을 통보받은 날부터 60일 이내에 하여야 한다.
③ 조건부인증을 받은 의료기관의 장은 1년의 유효기간 내에 보건복지부령에 정하는 바에 따라 재인증을 받아야 한다.
④ 의료기관인증위원회의 위원은 인증전담기관의 장이 임명하거나 위촉한다.

16 다음 괄호 안에 들어갈 말로 옳은 것은?

> 백내장 수술 진료비를 행위별수가제가 아닌 포괄수가제로 지불한 결과, 진료 비용이 감소
> 하였다. 백내장 수술 결과는 행위별수가제 환자군과 포괄수가제 환자군 간에 차이가 없는
> 것으로 나타났다. 따라서 백내장 수술에 대해 포괄수가제가 행위별수가제에 비해 (   )이
> 높다고 평가하였다.

① 효능성
② 효과성
③ 효율성
④ 형평성

---

13 집단 의사결정은 개인 의사결정보다 시간 및 비용이 많이 든다는 단점이 있지만, 의사결정의 질이 높고 수용적
측면에서 개인 의사결정에 비해 용이하다.

14 원형평가법 … 환자를 3~4개의 군으로 나누어 군별 전형적인 특성을 광범위하게 기술하고, 이를 기준으로 유사
성에 기초하여 환자를 분류하여 간호서비스 유형과 양을 결정한다.

15 ① 인증등급은 인증, 조건부인증 및 불인증으로 구분한다. 인증의 유효기간은 4년, 조건부인증의 경우에는 유
효기간을 1년으로 한다.
② 이의신청은 평가결과 또는 인증등급을 통보받은 날부터 30일 이내에 하여야 한다. 다만, 책임질 수 없는 사
유로 그 기간을 지킬 수 없었던 경우에는 그 사유가 없어진 날부터 기산한다.
④ 의료기관인증위원회의 위원장은 보건복지부차관으로 하고, 위원회의 위원은 보건복지부장관이 임명 또는 위
촉한다.

16 수술 결과는 행위별수가제 환자군과 포괄수가제 환자군 간에 차이가 없는데 포괄수가제로 지불한 결과 진료 비
용이 감소하였다. 비용 대비 효과를 따지는 용어는 효율성이로 능률성이라고도 한다.

정답 및 해설 13.① 14.② 15.③ 16.③

17 조직 내 간호인력 수요예측에 관한 설명으로 옳지 않은 것은?

① 간호업무량을 파악하기 위해 시간-동작 분석 결과를 활용한다.
② 간호인력 수요는 환자 수, 환자 요구도, 병상점유율의 영향을 받는다.
③ 사전에 직무분석을 통해 직무 내용 및 해당 인력의 자격요건을 결정한다.
④ 간호 업무의 난이도와 중요도를 반영하기 위해 서술적 방법으로 인력을 산정한다.

18 직무평가방법에 대한 설명으로 옳은 것은?

① 서열법 – 표준 척도 없이 직무별 중요도와 가치를 종합적으로 비교하는 방법
② 점수법 – 중요도가 유사한 직무를 묶어서 분류 후 그룹별 특성을 기술하고 점수를 부여하는 방법
③ 직무등급법 – 기준이 되는 특정 직무를 선정하고 다른 직무를 기준 직무와 비교하여 등급을 결정하는 방법
④ 요소비교법 – 직무평가 요소별로 중요도에 따라 점수를 부여하고 직무별 총점을 산출하는 방법

19 병원 감염관리 방법으로 옳은 것은?

① 격리된 세균성 이질 환자에게 사용한 수액세트를 일반의료폐기물 박스에 버린다.
② 방문객을 제한하되 응급실 소아 환자의 보호자 수는 제한하지 않는다.
③ 코호트 격리 중인 VRE(vancomycin-resistant enterococci) 감염 환자들의 활력징후 측정 시 매 환자마다 장갑을 교체한다.
④ 격리된 콜레라 환자에게 사용한 가운을 병실 앞 복도에 비치된 전용 폐기물 박스에 버린다.

20 병동 물품관리에 대한 설명으로 옳은 것은?

① 물품의 기준량은 침상 수, 환자 수, 간호요구도 등을 고려하여 결정한다.

② 최근 공급된 멸균제품을 기존 멸균제품보다 선반 앞쪽에 배치한다.

③ 부피가 작고 사용량이 많은 진료재료의 공급은 정수보충방식을 원칙으로 한다.

④ 매주 공급되는 소모품은 주간 평균 사용량과 동일한 개수를 청구하여 재고가 없게 한다.

---

17 ④ 서술적 방법은 환자를 유형에 따라 분류하여 설정한 간호표준에 따라 간호인력을 산정한다. 산정과정이 비교적 쉽고 빨리 수행할 수 있지만 환자의 중증도와 그에 따른 간호인력 요구의 증감 반영할 수 없다.

18 ② **점수법** : 직무와 관련된 각 요소들을 구분하여 그 중요도에 따라 평가한 다음 점수를 합산하여 각 직무의 가치를 매기는 방법

③ **직무등급법** : 서열법보다 좀 더 발전한 것으로 사전에 직무등급표를 만들고 각 직무를 직무등급표의 분류기준과 비교 검토하여 해당 등급에 편입시키는 방법

④ **요소비교법** : 가장 핵심이 되는 몇 개의 기준직무를 선정하고 각 직무의 평가요소를 기준직무의 평가요소와 결부시켜 비교함으로써 모든 직무의 상대적 가치를 결정하는 방법

19 ①④ 법정 전염병중 격리병실 사용 중인 환자에서 발생한 폐기물은 격리의료폐기물에 해당한다.

② 방문객을 제한하고 응급실 소아 환자의 보호자 수 역시 제한한다.

20 ② 최근 공급된 멸균제품은 기존 멸균제품보다 선반 뒤쪽에 배치한다.

③ 정수보충방식은 사용빈도가 높은 물품 중 부피가 큰 진료재료의 공급에 적용한다.

④ 매주 공급되는 소모품이라도 재고를 보유하고 있어야 한다.

정답 및 해설   17.④   18.①   19.③   20.①

1 간호업무의 질을 평가하기 위한 접근방법 중 과정적 측면을 평가하는 항목으로 가장 옳은 것은?

① 간호기록

② 직무기술서

③ 정책과 절차

④ 환자 만족도

2 조직화의 원리를 적용한 설명으로 가장 옳은 것은?

① 계층제 원리를 강조한 조직은 명확한 계층을 가지기 때문에 환경변화에 빠르고 신축적으로 대응할 수 있다.

② 부하직원의 능력이 우수할수록, 조직의 정책과 규범 정도의 명확성이 낮을수록 관리자의 통솔 범위는 넓어진다.

③ 업무를 세분화하여 한 사람이 맡게 될 업무가 단순화 되면 흥미와 창의력이 높아져 업무의 효율성과 생산성이 향상된다.

④ 구성원이 한 명의 상사로부터 지시와 명령을 받을 때, 구성원의 책임소재가 명확해지고 책임자는 전체적인 조정이 가능하다.

3 간호사와 의사 간 업무에 대한 의견 차이로 인해 갈등이 발생했을 때, 대상자의 결과 향상을 위해 할 수 있는 최선의 일이 무엇인지 생각하고, 문제의 근본 원인을 규명하여 통합적 대안을 도출함으로써 갈등을 해결하고자 하는 방법은?

① 회피

② 수용

③ 타협

④ 협력

---

1 간호기록이란 간호사의 책임하에 기재하는 공적인 환자개인의 기록이다. 간호활동과정에서 발생한 여러 가지 정보로, 입원 시의 환자사정에서부터 간호진단, 간호수행, 간호에 대한 환자의 반응 등을 조직적이고 체계적으로 기록한 문서라고 할 수 있다. 따라서 간호업무의 질을 평가하기 위한 접근방법 중 과정적 측면을 평가하는 항목으로 적절하다.
　※ 평가의 유형
　　㉠ **구조적 평가** : 간호가 제공되는 구조에 초점
　　㉡ **과정적 평가** : 건강제공자의 활동에 초점
　　㉢ **결과적 평가** : 대상자의 건강상태와 간호결과에 대한 대상자의 만족에 초점

2 ① 계층제 원리를 강조한 조직은 명확한 계층을 가지기 때문에 환경변화에 빠르고 신축적으로 대응하기 어렵다.
　② 부하직원의 능력이 우수할수록, 조직의 정책과 규범 정도의 명확성이 낮을수록 관리자의 통솔범위는 좁아진다.
　③ 업무를 세분화하여 한 사람이 맡게 될 업무가 단순화되면 흥미와 창의력이 낮아지게 된다.

3 둘 다 만족할 수 있는 통합적 대안을 도출함으로써 갈등을 해결하고자 하는 방법은 협력이다.
　① 회피 : 갈등이 없었던 것처럼 행동하여 이를 의도적으로 피하는 방법
　② 수용 : 자신의 욕구충족은 포기하더라도 상대방의 갈등이 해소되도록 노력하는 방법
　③ 타협 : 양보를 통해 절충안을 찾으려는 방법
　※ 갈등관리 유형

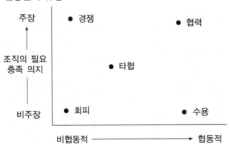

정답 및 해설　1.①　2.④　3.④

4 신입간호사의 새로운 역할 습득과 성공적인 조직사회화를 도와주는 프리셉터(preceptor)에 대한 설명으로 가장 옳은 것은?

① 신입간호사의 선택에 따라 프리셉터가 결정된다.

② 프리셉터는 신입간호사와 비공식적인 관계를 맺고 보이지 않게 심리적 지원을 한다.

③ 신입간호사의 '현실충격(reality shock)'을 인정하고 1 : 1 교육으로 가장 효과적인 학습기회를 제공한다.

④ 신입간호사가 새로운 역할을 습득하여 독립적으로 업무 수행을 할 수 있을 때까지 프리셉터가 지속적으로 교육한다.

5 관리자가 〈보기〉와 같이 마케팅 STP(Segmentation, Targeting, Positioning) 전략을 수립하던 중 한 가지 요소를 누락하였다. 다음에서 누락된 전략에 대한 설명으로 가장 옳은 것은?

〈보기〉

소비자의 욕구를 파악하기 위하여 연령, 성별과 같은 인구학적 특성과 지식, 태도, 사용 정도와 같은 행태적 특성을 고려하여 소비자 집단을 3개의 시장으로 구분하였다. 이 중 고령 여성 노인으로 지식 수준이 높고 사용 정도가 높을 것으로 기대되는 집단을 표적 시장으로 선정하였다.

① 사회계층, 라이프 스타일, 개성과 같은 소비자의 심리 분석적 특성을 조사한다.

② 소비자에게 경쟁사와 차별화되는 이미지를 인식시키기 위한 방안을 수립한다.

③ 개별 고객을 별도의 시장으로 인식하여 표적 시장을 정밀화한다.

④ 전체 시장을 대상으로 소비자의 동질적 선호패턴을 분석한다.

6 공기 중에 먼지와 함께 떠다니다가 흡입에 의해 감염이 발생하는 질환으로 공기전파 주의 조치를 취해야 하는 홍역, 활동성 결핵의 감염관리 방법으로 가장 옳은 것은?

① 대상자는 음압 격리실에 격리한다.

② 간호수행 시 병실 문은 열어 놓아도 된다.

③ 격리실에 다제내성균 환자와 같이 격리하였다.

④ 간호수행 시 보호장구로 가운과 장갑을 착용한다.

---

4 프리셉터십(preceptorship)은 숙련된 간호사가 학습자와의 1 : 1 상호작용을 통해 간호실무 능력을 지도, 감독, 평가하는 것이다. 신규간호사들은 간호대학에서의 교육과 임상현장 간의 격차, 실무현장에서 필요한 전문지식 및 기술 부족, 상황 판단력 미숙 등으로 인해 현실충격을 겪고 있다. 프리셉터십을 통해 신규간호사가 현실충격을 극복하고 효율적으로 임상실무에 적응해 역할을 해나갈 수 있도록 도울 수 있다.

5 마케팅 STP는 시장 세분화(Segmentation), 표적시장 선정(Targeting), 위상 정립(Positioning)의 첫 자를 딴 마케팅 전략 중 하나이다. 제품 범주와 소비자 욕구에 근거하여 고객집단을 세분화하고 나누고 경쟁 상황과 여러 자원을 고려하여 가장 자신 있는 표적시장을 선정한다는 것이 주요 내용이다. 〈보기〉에서는 STP 중 P가 누락된 것으로 소비자에게 경쟁사와 차별화되는 이미지를 인식시켜 자사의 상품의 위상을 정립하는 포지셔닝이 요구된다.

6 공기전파(airborne transmission)는 미생물을 포함한 5μm 이하 작은 입자들이 공기 중에 떠다니다가 감수성이 있는 환자가 이를 흡입함으로 인해 전파되는 경우이다. 이러한 경로로 전파되는 미생물은 기류를 타고 먼 거리까지 전파가 가능하다. 공기로 전파되는 미생물은 결핵균, 홍역 바이러스, 수두 바이러스 등이 있다. 공기 주의 환자 격리실은 기존 건물인 경우 시간당 적어도 6회, 새 건물이나 리노베이션 건물인 경우 시간당 12회 이상 공기를 교환할 수 있어야 하고 격리실의 공기는 직접 건물 외부로 배출되거나 헤파필터를 거친 후 인접 공간으로 유입되어야 한다. 음압을 유지하기 위하여 격리실 문은 출입을 제외하고 닫아두어야 하며 환자가 입원한 격리실이 음압을 잘 유지하고 있는지 매일 육안으로 확인하여야 한다. 개인보호장구로는 N-95마스크나 고수준 호흡보호구를 착용한다.

정답 및 해설 4.③ 5.② 6.①

7 기획의 원칙 중 〈보기〉에 해당하는 원칙은?

〈보기〉

A지역 시립병원은 병원 경쟁력을 높이기 위한 전략으로 간호간병통합서비스 병동을 신설하기로 결정하였다. 병동을 신설하기 전에 관리자는 필요한 모든 요소들을 검토하고 인적, 물적 자원과 설비, 예산 부족 등으로 차질이 생기지 않도록 모든 요소를 고려하여 충분한 사전검사를 하여야 한다.

---

① 경제성의 원칙
② 균형성의 원칙
③ 포괄성의 원칙
④ 장래 예측의 원칙

8 최고관리자가 기획을 수립할 때 사용하는 의사결정 유형으로 가장 옳은 것은?
① 정형적 의사결정, 위험상황의 의사결정, 운영적 의사결정
② 비정형적 의사결정, 위험상황의 의사결정, 전술적 의사결정
③ 정형적 의사결정, 불확실한 상황의 의사결정, 의사결정
④ 비정형적 의사결정, 불확실한 상황의 의사결정, 전략적 의사결정

9 동기부여 이론을 적용한 관리자의 수행으로 가장 옳은 것은?

① 맥그리거(McGregor)의 XY이론에 따라 X이론 관점을 가진 관리자가 구성원들에게 성장과 발전의 기회로 자율성을 확대하였다.

② 매슬로우(Maslow)의 욕구단계이론에 따라 구성원의 '안정과 안전욕구' 충족을 위해 '사회적 욕구'를 먼저 충족시켜 주었다.

③ 허츠버그(Herzberg)의 동기-위생이론에 따라 구성원의 동기요인을 충족시키기 위해 작업조건을 향상시켜 주었다.

④ 아담스(Adams)의 공정성 이론에 따라 구성원의 조직 몰입을 위해 업무성과에 대한 평가를 객관화하고, 성과와 보상을 합치시키려고 노력하였다.

---

7 **포괄성의 원칙** … 계획안의 수행 단계에서 인력, 장비, 시설, 물자, 예산 등의 부족으로 계획에 차질이 생기지 않도록, 사전에 포괄적인 검사가 이루어져야 한다.

8 최고관리자는 의사결정 과정이 프로그램화되어 있지 않은 비정형적 의사결정을 한다. 기획 수립 시에는 불확실한 상황에서 의사결정이 진행되므로 전략적인 의사결정이 요구된다.

9 ① 구성원들에게 성장과 발전의 기회로 자율성을 확대하는 것은 Y이론 관점에 해당한다.
② 매슬로우(Maslow)의 욕구단계이론은 하위욕구가 충족되어야 상위욕구가 일어난다고 본다. 따라서 안정과 안전욕구를 먼저 충족시켜야 한다.
③ 작업조건 향상은 위생요인을 충족시키는 사항이다.

정답 및 해설 7.③ 8.④ 9.④

10 우리나라의 의료비 지불제도 방식 중 현재 시범사업으로 시행 중인 신포괄수가제도에 대한 설명으로 가장 옳은 것은?

① 신포괄수가제도의 핵심은 비용절감과 서비스 제공의 최소화이다.

② 기존의 포괄수가제에 행위별수가제적인 성격을 반영한 혼합모형지불제도이다.

③ 4대 중증질환(암·뇌·심장·희귀난치성질환)을 제외한 559개 질병군 입원환자에게 적용한다.

④ 의료자원의 효율적 사용을 더욱 증대시키기 위해 완전히 새로운 개념으로 고안된 의료비지불제도이다.

11 권력의 유형에 대한 설명으로 가장 옳은 것은?

① 다른 사람에게 가치가 있다고 인정되는 상을 주거나 보상을 할 수 있는 능력은 보상적 권력이다.

② 지식, 전문성과 경험 등에 의해 얻어지며 특정 전문분야에 한정되는 권력은 준거적 권력이다.

③ 해고, 징계와 같은 처벌에 대한 두려움에 근거하여 발생되는 권력은 합법적 권력이다.

④ 특별한 자질을 갖고 있거나 다른 사람들이 권력 행사자를 닮고자 할 때 발생하는 권력은 전문가 권력이다.

12 〈보기〉에서 제시된 간호관리자의 리더십 유형은?

〈보기〉
중환자실에 간호관리자가 새로 부임하였다. 이 간호관리자는 병동회의에서 앞으로 모든 간호사가 병동 운영 시 의사결정에 함께 참여하고 병동이 나아가야 할 목표를 함께 만들어 가야한다고 제시하였다.

① 민주적 리더십

② 전제적 리더십

③ 상황적합적 리더십

④ 자유방임적 리더십

10 신포괄수과제는 행위별수가제와 7개 질병군포괄수가제의 대안적 모델로, 포괄지불방식과 행위별 지불방식을 병행한다. 대부분의 의료서비스를 포괄로 묶고, 진료비 차이를 유발하는 고가 서비스를 행위별수가로 보상하는 제도이다. 7개 질병군 포괄수가제는 비교적 단순한 일부 외과수술에만 적용하고 있다. 여기에 4대 중증질환(암·뇌·심장·희귀난치성질환)과 같이 복잡한 질환까지 포함시켜 더 많은 입원환자가 혜택을 받을 수 있게 한 것이 신포괄수가제이다.

※ 7개 질병군 포괄수가제와 신포괄수가제

구분	7개 질병군 포괄수가제	신포괄수가제
대상기관	7개 질병군 진료가 있는 전체 의료기관 (2013. 7. 1.부터)	국민건강보험 공단일산병원, 국립중앙의료원, 지역거점공공병원 등 총 68개 기관
적용환자	백내장수술, 편도수술, 맹장수술, 항문수술, 탈장수술, 제왕절개분만, 자궁수술 7개 질병군 입원환자	559개 질병군 입원환자
장점	• 포괄수가(묶음) • 의료자원의 효율적 사용	• 포괄수가(묶음) + 행위별수가(건당) • 의료자원의 효율적 사용 + 적극적 의료서비스 제공

11 ② 지식, 전문성과 경험 등에 의해 얻어지며 특정 전문분야에 한정되는 권력은 전문가 권력이다.
③ 합법적 권력은 법규, 제도, 공식적 규칙에 의해 선출되거나 임명된 리더가 행사하는 권력이다. 해고, 징계와 같은 처벌에 대한 두려움에 근거하여 발생되는 권력은 강압적 권력이다.
④ 특별한 자질을 갖고 있거나 다른 사람들이 권력 행사자를 닮고자 할 때 발생하는 권력은 준거적 권력이다.
※ 미국의 사회심리학자인 프렌치와 레이븐이 제시한 다섯 가지 권력 유형은 준거적 권력, 전문적 권력, 합법적 권력, 보상적 권력, 강압적 권력이 있다.

12 민주적 리더십은 의사결정 전 과정에 조직구성원 참여시키는 유형으로, 명령보다는 조언을 통한 인간관계와 팀워크를 중시한다.

정답 및 해설 10.② 11.① 12.①

13 파스케일과 아토스(Pascale & Athos) 등은 조직문화에 영향을 주는 7S 요소를 제시하였다. 이에 대한 설명으로 가장 옳지 않은 것은?

① 구조(structure)는 조직체를 형성하고 있는 구성단위 들과 이들 사이의 관계를 연결시키는 패턴을 말한다.

② 관리시스템(management system)은 의사결정제도, 경영정보시스템 등 일상적 조직체 운영과 경영과정에 관련된 모든 제도를 말한다.

③ 공유가치(shared value)는 조직이 목적을 달성하기 위해 조직의 자원을 장기간에 걸쳐 조직체의 여러 구성요소에 배분하는 계획과 행동 패턴을 말한다.

④ 리더십 스타일(leadership style)은 리더와 구성원 간의 상호관계에 있어 기본 성격을 지배하는 요소이다.

14 성과 평가 시 측정하는 생산성은 효과성과 효율성을 포함하는 포괄적 개념으로 효과성과 효율성을 모두 고려하여야 한다. 이 중 효율성에 대한 개념으로 가장 옳은 것은?

① 효과성과 상호대체적인 개념이다.

② 목표를 최대한 달성하는 것을 지향한다.

③ 자원의 활용 정도를 평가하는 수단의 의미를 강조한다.

④ 목적의 의미를 강조하는 가치추구의 개념이다.

13 조직문화에 영향을 주는 7S(Pascale & Athos)

    ㉠ **구조**(Structure) : 조직체를 형성하고 있는 구성단위들과 이들 사이의 관계를 연결시키는 패턴으로서, 조직구조
      와 직무설계, 권한관계와 방침 등 구성원들의 역할과 그들 간의 상호관계를 지배하는 공식요소들을 포함한다.

    ㉡ **전략**(Strategy) : 조직의 장기적인 계획과 이를 달성하기 위한 자원배분 과정을 포함하며, 조직의 장기적 방
      향과 기본적 성격을 결정하고 조직운영 방식의 혁신에 영향을 미친다.

    ㉢ **관리시스템**(management System) : 조직운영을 위한 일련의 의사결정과 일상운영의 틀이 되는 보상제도와
      인센티브, 경영정보와 의사결정시스템, 경영계획과 목표설정 시스템, 결과측정과 조정·통제 등 조직체 운영
      과 경영과정에 관련된 모든 제도를 말한다.

    ㉣ **리더십 스타일**(leadership Style) : 리더와 구성원 간의 상호관계에 있어 기본 성격을 지배하는 요소로서, 조
      직구성원들에 대한 동기부여와 상호작용, 그리고 조직분위기와 나아가서 조직문화에 직접적인 영향을 준다.

    ㉤ **기술**(Skill) : 조직의 각종 물리적 하드웨어기술과 이를 작동시키는 소프트웨어기술, 그리고 기관운영에 활용
      되는 관리기법 등을 포함한다.

    ㉥ **구성원**(Staff) : 조직의 인력구성과 구성원들의 능력, 전문성, 신념, 욕구와 동기, 지각과 태도, 행태 등을
      포함한다.

    ㉦ **공유가치**(Shared value) : 조직구성원이 함께 하는 가치관으로서 다른 조직의 구성요소에 영향을 주는 핵심요소
      이다.

14 효율성이란 투입된 만큼 얼마나 잘했는지, 투입 대비 산출의 개념이다. 즉, 경제적 개념을 내포하며 투입과 산
출에 대한 관계를 측정한다. 반면 효과성은 목적과 관련된 개념으로 조직의 목적에 적합한지, 조직의 목적을
어느 정도 달성했는지를 측정한다.

정답 및 해설   13.③   14.③

15 〈보기〉에서 설명하는 의사소통 네트워크 방법에 해당하는 것은?

〈보기〉

• 권한의 집중도는 낮음
• 의사결정의 수용도가 높음
• 의사소통의 속도가 빠름
• 구성원의 만족도가 높음

---

① 사슬형
② Y형
③ 수레바퀴형
④ 완전연결형

16 의료행위는 사전설명과 그 설명에 기초한 동의에 의해서 적법화된다. 대상자에게 설명을 제공할 때 고려할 사항은?

① 의료행위를 하기 직전에 설명을 하고 동의를 받는다.
② 대상자에게 정확한 내용을 전달하기 위하여 전문용어를 사용하여 설명한다.
③ 의료인의 판단에 근거하여 설명의 내용과 범위를 결정한 뒤 대상자에게 설명한다.
④ 대상자가 자기결정권을 행사하는데 필요한 이해력과 판단능력을 갖추고 있는지 확인하여야한다.

17 간호부 예산수립과 편성이 간호관리자에게 미치는 영향으로 가장 옳은 것은?

① 간호관리자의 사고를 현재 중심적으로 변화시킨다.

② 통제를 위한 준거 수단으로 활용된다.

③ 사업의 당위성보다 안전성을 우선하여 사업을 계획하게 한다.

④ 간호관리자들이 병원 및 간호부의 목표달성을 위해 노력할 수 있도록 안내 역할을 하는 지침을 제시해 준다.

---

15 ④ 완전연결형은 개방형이라고도 하며 구성원 누구나 다른 구성원과 커뮤니케이션을 주도할 수 있는 형태로 구성원들 간 정보교환이 완전히 이루어진다. 따라서 수용도가 높고 구성원의 만족도가 높다.
  ※ **의사소통 네트워크의 유형**
    ㉠ **수레바퀴형** : 집단 구성원 간에 리더가 존재하는 경우에 나타나는 형태로, 구성원들의 정보전달이 한 사람의 리더에 집중된다.
    ㉡ **사슬형** : 의사소통이 공식적인 명령계통과 수직적인 경로를 통해서 이루어지는 형태로, 구성원들 간의 커뮤니케이션이 연결되지 않는다.
    ㉢ **Y형** : 사슬형과 수레바퀴형이 혼합된 유형으로, 수레바퀴형에서처럼 확고한 리더가 존재하지는 않지만 비교적 집단을 대표할 수 있는 인물이 있는 경우에 나타난다.
    ㉣ **원형** : 구성원 간에 뚜렷한 서열이 없는 경우에 나타나는 형태로, 위원회나 태스크포스의 구성원들 사이에 이루어지는 커뮤니케이션 유형이다.
    ㉤ **개방형** : 리더가 존재하지 않고 구성원 누구나 다른 구성원과 커뮤니케이션을 주도할 수 있는 형태로, 구성원들 간 정보교환이 완전히 이루어져 완전연결형이라고도 한다.

16 의료행위에 대한 사전설명과 동의는 의료행위에 대한 대상자의 자기결정권을 보장하기 위함이다. 따라서 대상자가 자기결정권을 행사함에 있어 필요한 이해력과 판단능력을 갖추고 있는지 확인해야 한다.

17 예산의 수립과 편성은 간호관리자의 통제를 위한 준거 수단으로 활용된다. 간호관리자의 사고를 미래 중심적으로 변화시키며 사업의 당위성을 우선하여 계획하고 효율성을 강조하게 한다.

18 의료서비스 수준의 평가를 통해 의료서비스 질 향상을 도모하고자 실시하는 우리나라의 의료 기관인증제의 인증을 받기 위한 필수 기준으로 반드시 충족하여야 하는 기준이 아닌 것은?

① 환자안전

② 직원안전

③ 진료지침 관리체계

④ 질 향상 운영체계

19 〈보기〉와 같은 병원의 마케팅 전략은 의료서비스의 어떤 특성에 따른 문제점을 보완하기 위한 것 인가?

〈보기〉
- 건강보험심사평가원에서 실시한 '급성기 뇌졸중 환자의 입원치료' 평가결과가 1등급임을 병원 내·외에 고지하였다.
- 갑상선절제술 환자에게 자가관리를 위해 수술 후 목운동 및 상처 관리에 대한 영상을 제작하여, 인터넷으로 보급하였다.
- 퇴원환자에게 3일 후 전화를 걸어 건강상태와 추후 관리를 모니터링 하였다.
---

① 무형성(intangibility)

② 가변성(variability)

③ 소멸성(perishability)

④ 비분리성(inseparability)

20 〈보기〉의 간호부가 사용한 계획적 조직변화 전략으로 가장 옳은 것은?

> 〈보기〉
>
> 간호부에서는 투약과 관련된 안전사고를 감소시키기 위한 방법으로 근접오류(near miss)를 보고하고 관리할 수 있는 간호정보시스템을 개발하고 운영 중이다.
> 그러나 간호사들이 오류 보고 후 뒤따르는 비난과 질책이 두려워 익명화된 시스템임에도 불구하고 보고 자체를 꺼리고 있다는 문제점을 발견하게 되었다. 이에 간호부에서는 환자 안전 관련 지침과 자료들을 개발·배포하고, 병동별로 변화 촉진자를 선정하여 활성화될 수 있도록 노력하고 있다.

① 동지적 전략

② 규범적-재교육적 전략

③ 경험적-합리적 전략

④ 권력-강제적 전략

---

18 의료기관 인증기준〈의료법 제58조의3(의료기관의 인증기준 및 방법 등) 제1항〉
  ㉠ 환자의 권리와 안전
  ㉡ 의료기관의 의료서비스 질 향상 활동
  ㉢ 의료서비스의 제공과정 및 성과
  ㉣ 의료기관의 조직·인력관리 및 운영
  ㉤ 환자 만족도

19 〈보기〉는 형태가 없는 의료서비스의 무형성을 보완하기 위해 영상으로 제작하여 인터넷으로 보급하여 마케팅 전략으로 활용한 예이다.
  ※ 서비스의 특성
    ㉠ 무형성 : 서비스는 상품과 다르게 형태가 있지 않아 저장할 수 없다.
    ㉡ 비분리성(동시성) : 서비스는 제공자에 의해 제공되는 동시에 고객에 의해 소비된다.
    ㉢ 이질성 : 같은 서비스는 서비스를 전달하는 사람과 고객의 상황에 따라 달라진다.
    ㉣ 소멸성 : 상품과 달리 서비스는 1회로 소멸하며 소비되지 않은 서비스는 재고로 보관할 수 없다.

20 ② 규범적-재교육 전략은 자발적으로 새로운 것을 받아들이고 운영하도록 정보를 제공하고 구성원들의 가치관과 태도변화에 주안점을 두는 전략이다.
  ※ Chin과 Benne의 접근전략
    ㉠ 합리적-경험적 전략
    ㉡ 규범적-재교육적 전략
    ㉢ 권력적-강제적 전략

정답 및 해설 18.③ 19.① 20.②

6월 13일 | 제1회 지방직 시행

1 간호관리체계 모형에서 다음 내용을 포함하는 것은?

> • 간호사 만족도
> • 응급실 재방문율
> • 환자의 욕창발생률

① 조정
② 투입
③ 변환과정
④ 산출

2 조직 유형을 정태적 조직과 동태적 조직으로 구분할 때 다른 유형에 속하는 것은?

① 위원회 조직
② 매트릭스 조직
③ 프로젝트 조직
④ 라인-스태프 조직

3 간호사가 수행하는 간접간호활동은?

① 투약
② 산소투
③ 인수인계
④ 섭취량 및 배설량 측정

4 다음 글에서 설명하는 환자의 권리는?

> • 의료진은 환자에게 특정 의료행위를 하기 전에 설명과 동의를 구해야 한다.
> • 환자는 의료진에게 질병상태, 치료방법, 예상결과 및 진료비용 등에 관하여 질문할 수 있다.

① 진료받을 권리
② 비밀을 보호받을 권리
③ 알 권리 및 자기결정권
④ 상담·조정을 신청할 권리

---

1 간호관리 체계모형
ⓐ 투입 : 인력, 물자, 자금, 시설, 설비, 정보 등의 자원을 포함한다.
ⓑ 전환과정 : 투입을 산출로 전환시키기 위해 필요한 관리과정(기획, 조직, 인사, 지휘, 통제)과 관리지원기능 (동기부여, 권력과 갈등, 의사소통, 의사결정, 지도성, 시간관리, 갈등관리 등)을 의미한다.
ⓒ 산출요소 : 간호서비스의 질과 양, 간호시간, 재원일수, 환자만족도, 조직활성화 등이 있다.

2 동태적 조직 : 위원회 조직, 매트릭스 조직, 프로젝트 조직
정태적 조직 : 라인-스태프 조직

3 ⓐ 직접적인 환자간호와 관련된 역할 : 입·퇴원관리, 환자방문, 간호업무의 평가 및 감독, 간호계획 및 분배, 퇴원환자 교육, 응급상황 해결 및 업무수행
ⓑ 간접적인 환자간호와 관련된 역할 : 간호업무에 필요한 자료수집, 환자분류 및 조정, 상담 및 설명, 새로운 지식에 대한 정보제공, 간호문제 토의, 관련부서와 상의, 간호업무수행에 필요한 물품지원 및 보충, 간호의 질 평가, 간호기록 점검

4 알 권리 및 자기결정권 존중 : 간호사는 간호대상자를 간호의 전 과정에 참여시키며, 충분한 정보 제공과 설명으로 간호대상자가 스스로 의사결정을 하도록 돕는다.

정답 및 해설 1.④ 2.④ 3.③ 4.③

5 간호관리과정에 대한 설명으로 옳은 것은?

① 기획은 실제 업무성과가 계획된 목표나 기준에 일치하는지를 확인하는 것이다.

② 조직은 공식 구조를 만들고, 적합한 간호전달체계를 결정하며 업무활동을 배치하는 것이다.

③ 지휘는 유능한 간호사를 확보하고 지속적으로 개발·유지하기 위해 적절히 보상하는 것이다.

④ 통제는 간호조직의 신념과 목표를 설정하고 목표달성을 위한 행동지침들을 결정하는 것이다.

6 다음 글에서 설명하는 직무수행평가 오류는?

> A 간호관리자는 간호사의 직무수행을 평가하면서 정해진 시간보다 일찍 출근하는 간호사
> 가 업무를 더 잘 수행한다고 판단하여 직무수행능력을 '우수'로 평가하였다.

① 혼효과

② 근접오류

③ 규칙적 착오

④ 논리적 오류

7 「의료법」상 의료인의 면허취소 사유는?

① 의료인의 품위를 심하게 손상시키는 행위를 한 때

② 의료기관 개설자가 될 수 없는 자에게 고용되어 의료행위를 한 때

③ 진료기록부를 거짓으로 작성하거나 고의로 사실과 다르게 추가기재·수정한 때

④ 의료관련 법령을 위반하여 금고 이상의 형을 선고받고 그 형의 집행이 종료되지 아니하였을 때

8 마약류 약품 관리 활동에 대한 설명으로 옳은 것은?

① 마약 처방전은 1년 보관 후 폐기하였다.

② 마약은 이중 잠금장치가 된 철제 금고에 별도 저장하였다.

③ 마약 파손 시 깨어진 조각은 정리 후 분리 수거하여 폐기하였다.

④ 냉장 · 냉동 보관이 필요한 마약류는 잠금장치 없이 보관하였다.

---

5 기획–조직의 목표를 설정하고 이를 효율적으로 달성하기 위한 구체적인 행동방안을 선택하는 과정이다.
지휘–조직 목표 달성을 위해 리더십을 발휘하고 직원들에게 동기를 부여하는 과정이다.
통제–조직 목표 달성을 위한 활동이 계획대로 진행되고 있는지 확인하고 피드백을 통해 교정하는 과정이다.

6 ④ 논리적 오류 : 논증을 구성하거나 추론을 진행하는 데 있어 그 과정이 바르지 못하여 생긴 잘못된 추리나 판단
① 혼효과 : 평정자가 지나치게 비평적인 경우로 피평정자의 실제 능력보다 더 낮게 평가하는 경향을 말한다.
② 근접오류 : 사고가 발생했으나 환자에게 도달하지 않음
③ 규칙적 착오 : 어떤 평정자가 다른 평정자들보다 언제나 후한 점수 또는 나쁜 점수를 줌으로써 나타나는 오류

7 의료법 제8조제4호(결격사유) … 대통령령으로 정하는 의료 관련 법령을 위반하여 금고 이상의 형을 선고받고 그 형의 집행이 종료되지 아니하였거나 집행을 받지 아니하기로 확정되지 아니한 자

8 마약류 관리에 관한 법률 제15조 … 마약류취급자, 마약류취급승인자 또는 제4조제2항제3호부터 제5호까지 및 제5조의2제6항 각 호에 따라 마약류나 예고임시마약류 또는 임시마약류를 취급하는 자는 그 보관·소지 또는 관리하는 마약류나 예고임시마약류 또는 임시마약류를 총리령으로 정하는 바에 따라 다른 의약품과 구별하여 저장하여야 한다. 이 경우 마약은 잠금장치가 되어 있는 견고한 장소에 저장하여야 한다.

정답 및 해설 5.② 6.④ 7.④ 8.②

9 다음 글에서 설명하는 의사결정 방법은?

> A 간호관리자는 병원 감염률을 낮추기 위해 병원 감염 담당자들과의 대면 회의를 소집하였다. 이때, 참석자들은 어떠한 압력도 없이 자신의 아이디어를 자유롭게 제안하고 그 내용에 대해서는 어떠한 평가나 비판도 받지 않도록 하였다. 그 결과, 병원 감염을 효과적으로 감소시킬 수 있는 창의적인 방법들이 다양하게 개발되었다.

① 델파이법
② 전자회의
③ 명목집단법
④ 브레인스토밍

10 다음 글에서 설명하는 예산 과정은?

> • 회계연도 중, 부서의 수입과 지출의 실적을 확정적 계수로서 표시하는 행위이다.
> • 부서의 사후적 재정보고로, 재무활동을 평가할 수 있다.

① 예산 편성
② 예산 심의
③ 결산 및 보고
④ 회계 감사

11 의료서비스 마케팅에 대한 설명으로 옳은 것은?

① 가변성은 동시성이라 불리며, 생산과 소비가 동시에 이루어지는 것을 뜻한다.
② 소멸성은 의료서비스의 저장이 불가능하여, 의료서비스를 보관할 수 없음을 뜻한다.
③ 내부마케팅은 환자를 소비자로 생각하여 환자만족을 위해 필요한 환경을 제공하는 것을 가리킨다.
④ 비분리성은 이질성으로 불리며, 서비스의 질이나 수준, 내용, 과정이 항상 같을 수 없음을 뜻한다.

12 간호단위 환경관리에 대한 설명으로 옳은 것은?

① 적절한 냉·난방 시설이 필요하며 습도는 20 ∼ 25 %가 적절하다.

② 중환자실이나 수술실, 결핵 병동은 자주 창문을 열어 환기시킨다.

③ 환자병실의 소음은 대화가 가능한 60데시벨(decibel) 이상으로 유지한다.

④ 조명은 자연채광이 되도록 노력해야 하지만 강한 햇빛을 가릴 수 있는 커튼이나 블라인드를 설치한다.

---

9 ④ **브레인스토밍**: 집단의 리더가 제기한 문제에 대하여 자발적으로 아이디어를 제시하고 유용한 아이디어를 가능한 한 많이 얻어냄으로써 문제의 해결책을 찾으려는 방법으로 문제를 정의하고 새로운 창의적인 대안을 탐색하는 데 효과적으로 사용할 수 있고 동기부여, 독선적 사고의 배제, 적극적이고 진취적인 태도 함양 등의 부수적인 효과를 얻을 수 있다.

10 ③ **결산 및 보고**: 일정 회계연도 동안의 간호부 수입과 지출을 계수로 표시하는 행위를 말한다.
- 예산의 범위 내에서 부서가 재정활동의 결과를 확인한다.
- 미래의 예산편성 및 심의, 재정계획의 보다 효율적인 운영을 위한 정보·자료로서의 기능을 한다.

11 간호서비스 마케팅의 특징
- ㉠ **무형성**: 기본 특성의 형태가 없다.
- ㉡ **비분리성(동시성)**: 생산과 소비가 동시에 일어난다.
- ㉢ **이질성**: 가변적 요소가 많기 때문에 고객에 대한 서비스가 다르다.
- ㉣ **소멸성**: 판매되지 않는 서비스는 사라진다.

12 ① 병원환경에서 습도는 35∼74%가 적절하다고 판단되고 있다.
② 중환자실이나 수술실, 결핵 병동의 환기를 자주시킬 경우 병원감염을 일으킬 위험이 있다.
③ 소음은 신경계통을 자극시키므로 환자를 불쾌하게 만들고 안정을 방해한다.

정답 및 해설 9.④ 10.③ 11.② 12.④

13 간호사고를 예방하기 위한 조직적 예방 방안은?

① 근본적 원인 해결을 위하여 필요하다면 병원의 구조적 변화를 요청한다.

② 사건보고와 인사고과를 연결하여 효율적으로 사고 예방 체계를 마련한다.

③ '왜 문제가 발생되었는가'보다 '누가 과오를 범하였는가'에 대한 책임 소재를 명확히 규명한다.

④ 사고예방을 위하여 사례 중심의 문제해결 교육보다는 지침서 위주의 교육으로 전환하는 것이 더 효과적이다.

14 다음 글에서 설명하는 의료의 질 평가 방법은?

> • 환자의 입장에서 진료 및 치료경로를 따라 의료진 및 환자와의 대화, 기록검토, 관찰 등을 통합적으로 살펴보는 방법
> • 환자가 의료기관에 도착해서 퇴원할 때까지 환자에게 제공되는 실제 경로를 조사하는 방법
> • 개별 환자뿐만 아니라 조직 시스템을 대상으로 함

① 추적조사방법

② 국가고객만족도조사

③ BSC(Balanced Score Card) 기법

④ PDCA(Plan-Do-Check-Act) 방식

15 다음 글에서 설명하는 리더십 이론은?

> • 소수의 사람은 위대해질 수 있는 자질을 가지고 태어난다는 이론
> • 리더십이란 타고난 것이지 개발될 수 없는 것으로 간주하는 이론

① 행동이론
② 특성이론
③ 상황이론
④ 거래적 리더십이론

---

13 안전대책의 수립 ⋯ 사고예방을 위한 안전대책이 제정되어 간호단위마다 비치되어야 한다.

14 • BSC 기법 : 1990년대 초반 하버드 비즈니스 스쿨의 카플란과 노턴 교수에 의해 창안되었다. 기존의 성과지표들이 주로 재무적인 분야에 초점을 맞추고 있는 데 비해 BSC는 성과지표를 재무, 고객, 내부 프로세스, 학습 및 성장 관점의 4가지 관점으로 균형 있게 선정하고 그 지표들 간의 인과관계를 파악하여 strategy map으로 구성한다.
　• PDCA 방식 : 의료의 질 향상 방법으로 제시된다.
　P(Plan, 계획수립) – 질 향상 활동 계획수립
　D(Do, 실행) – 질 향상 활동, 자료수집 및 활동 효과분석
　C(Check, 점검) – 수집된 자료를 분석을 통해 도출된 결과를 점검
　A(Act, 조치) – 결과를 바탕으로 기존 CQI(continuous quality improvement) 활동에 어떤 조정 및 보완이 있어야 할지 결정

15 특성이론 ⋯ 사회나 조직에서 인정되고 있는 성공적인 리더들은 어떤 공통된 특성을 가지고 있다는 전제하에 이들 특성을 집중적으로 연구하여 개념화한 이론이다.

정답 및 해설　13.① 14.① 15.②

16 의료의 질(quality)을 구성하는 요소에 대한 설명으로 옳은 것은?

① 접근성(accessibility) – 6시간 걸리던 병원 방문시간을 원격진료를 통하여 단축하였다.

② 효율성(efficiency) – 의료자원의 분배는 공정성에 입각하여 지역별 균형을 맞추었다.

③ 지속성(continuity) – 입원환자 1인당 간호서비스 투입비용을 전년대비 10 % 감소시켰다.

④ 형평성(equity) – 환자를 전원하면서 의료정보를 공유하여 환자에게 제공되는 진료와 간호를 일관성 있게 하였다.

17 활동성 결핵으로 입원한 환자의 효과적인 병원 감염 관리 방법은?

① 대상자를 음압격리실에 배치한다.

② 개인정보보호를 위하여 환자 침상에 경고스티커를 부착하지 않는다.

③ 격리실을 나온 후에 장갑과 가운을 벗고 일반 폐기물통에 버린다.

④ 다인실에 입원한 환자의 경우 커튼을 쳐서 옆의 맹장 수술 환자와 격리시킨다.

18 질 관리 정도를 평가하기 위해 각 영역별 실제 수행 정도와 기대되는 수행 정도를 점선, 실선 등으로 표시하여 그 차이까지도 볼 수 있는 도구는?

① 산점도(scatter gram)

② 레이더 차트(radar chart)

③ 파레토 차트(Pareto chart)

④ 원인 결과도(fishbone diagram)

16 ① **접근성** : 시간이나 거리 등의 요인에 의해 의료서비스의 비용에 제한을 받는 정도이다.

② **효율성** : 의료서비스의 제공시 자원이 불필요하게 소모되지 않고 효율적으로 활용되었는지에 대한 정도이다.

③ **지속성** : 의료서비스의 시간적, 지리적 연결 정도와 상관성을 말한다.

④ **형평성** : 보건의료의 분배와 주민에 대한 혜택에서의 공정성을 결정하는 원칙에 대한 순응을 의미한다.

17 공기전파(airborne transmission)는 미생물을 포함한 $5\mu m$ 이하 작은 입자들이 공기 중에 떠다니다가 감수성이 있는 환자가 이를 흡입함으로 인해 전파되는 경우이다. 이러한 경로로 전파되는 미생물은 기류를 타고 먼 거리까지 전파가 가능하다. 공기로 전파되는 미생물은 결핵균, 홍역 바이러스, 수두 바이러스 등이 있다. 공기주의 환자 격리실은 기존 건물인 경우 시간당 적어도 6회, 새 건물이나 리노베이션 건물인 경우 시간당 12회 이상 공기를 교환할 수 있어야 하고 격리실의 공기는 직접 건물 외부로 배출되거나 헤파필터를 거친 후 인접공간으로 유입되어야 한다. 음압을 유지하기 위하여 격리실 문은 출입을 제외하고 닫아두어야 하며 환자가 입원한 격리실이 음압을 잘 유지하고 있는지 매일 육안으로 확인하여야 한다. 개인보호장구로는 N-95마스크나 고수준 호흡보호구를 착용한다.

18 레이더 차트(Radar Chart)는 어떤 측정 목표에 대한 평가항목이 여러 개일 때 항목 수에 따라 원을 같은 간격으로 나누고, 중심으로부터 일정 간격으로 동심으로 척도를 재는 칸을 나누어 각 평가항목의 정량화된 점수에 따라 그 위치에 점을 찍고 평가항목간 점을 이어 선으로 만들어 항목 간 균형을 한눈에 볼 수 있도록 해주는 도표이다. 여러 측정 목표를 함께 겹쳐 놓아 비교하기에도 편리하다. 각 항목 간 비율뿐만 아니라 균형과 경향을 직관적으로 알 수 있어 편리하다.

정답 및 해설 16.① 17.① 18.②

19 A 병동 간호사들은 업무에 대한 능력은 낮고, 의지가 높은 상태이다. 이 경우, 허쉬와 블랜차드(Hersey & Blanchard)의 상황적 리더십 이론(situational leadership theory)을 적용할 때, A 병동 간호관리자의 효과적인 리더십 유형과 리더십 행동 유형으로 옳은 것은?

	리더십 유형	리더십 행동 유형	
		관계지향 행동	과업지향 행동
①	설득형 리더	높음	높음
②	설득형 리더	높음	낮음
③	참여형 리더	낮음	낮음
④	참여형 리더	낮음	높음

20 다음 글에서 설명하는 조직의 구성요소는?

- 조직 내 자원 배분과 관련된 의사결정의 집중도
- 직무수행에 있어서 직위 간 권한의 분배 정도

① 복잡성
② 공식화
③ 집권화
④ 전문화

19 허쉬-블랜차드 모델…리더십 차원을 과업중심과 관계중심 차원으로 나눈 피들러의 상황이론을 발전시킨 것으로 과업과 관계 중심 행동을 각각 고, 저로 세분화 하여 지시형, 설득형, 참여형, 위임형의 4가지 특정한 리더십 유형을 제시하였다.

ⓐ 지시형 리더십 : 능력과 의지가 모두 낮은 상태 – R1단계
ⓑ 설득형 리더십 : 능력은 낮으나 의지는 강한 상태 – R2 단계
ⓒ 참여형 리더십 : 능력은 뛰어나나 의지가 약한 상태 – R3 단계
ⓓ 위임형 리더십 : 능력과 의지 모두 높은 상태 – R4 단계

20 ③ 집권화 : 조직 내 자원배분에 관련된 의사결정의 집중도 및 직무수행에 관계된 의사결정의 집중도를 포함하는 직위 간 권한의 분배정도이다.
① 복잡성 : 조직의 분화정도로, 조직이 하위단위로 세분화되는 과정이나 상태를 말한다.
② 공식화 : 조직의 업무가 표준화되어 있는 정도
④ 전문화 : 서로 다른 사람에 의해서 수행되는 어떤 과정의 분할이나 일의 부분

정답 및 해설 19.① 20.③

1 〈보기〉에서 설명하는 간호관리과정의 기능으로 가장 옳은 것은?

〈보기〉

미래에 대한 비전을 제시하고 직원에게 동기를 부여하며 갈등을 해결한다. 이 과정에 의사소통, 조정, 협력 등의 집단관리 기술이 요구될 수 있다.

---

① 조직
② 지휘
③ 기획
④ 통제

2 최고관리자의 총괄 감독하에 전문화된 기능에 따른 부서를 구성하고, 권한을 부여받은 전문가 스태프가 부서를 지휘하고 감독하는 조직으로 가장 옳은 것은?

① 라인조직
② 라인-스태프조직
③ 직능조직
④ 매트릭스조직

3 환자분류체계의 목적으로 가장 옳지 않은 것은?

① 간호수가의 산정을 위한 정보를 제공한다.

② 간호인력의 배치에 활용한다.

③ 병원표준화 실현에 활용한다.

④ 간호사의 승진체계 책정에 활용한다.

---

1 ① 조직은 공식 구조를 만들고, 적합한 간호전달체계를 결정하며 업무활동을 배치하는 것이다.

③ 기획은 조직의 목표를 설정하고 이를 효율적으로 달성하기 위한 구체적인 행동방안을 선택하는 과정이다.

④ 통제는 조직 목표 달성을 위한 활동이 계획대로 진행되고 있는지 확인하고 피드백을 통해 교정하는 과정이다.

2 ① 라인조직 : 직선식 조직, 각 종업원은 자기가 속한 명령 계통에서 바로 위의 한 사람으로부터 명령을 받을 뿐이며, 다른 명령 계통의 상위자로부터는 지휘·명령을 받지 않는다.

② 라인-스태프조직 : 명령 전달과 통제 기능에 대해서는 라인조직의 이점을 이용하고, 관리자의 결점을 보완하기 위해서는 스태프 조직을 도입한 조직 형태이다.

④ 매트릭스조직 : 프로젝트 조직과 기능식 조직을 절충한 형태로, 구성원 개인을 원래의 종적 계열과 함께 횡적 또는 프로젝트 팀의 일원으로 임무를 수행하게 하는 조직 형태이다.

3 환자분류체계는 상병·시술·기능상태 등을 이용해 외래나 입원환자를 자원소모나 임상적 측면에서 유사그룹으로 분류하는 시스템으로, 적정 간호인력 배치, 환자 간호요구도 측정, 차등화된 간호수가 산정 등의 이점이 있다.

정답 및 해설 1.② 2.③ 3.④

4 목표관리법(MBO)에 의한 간호사의 직무수행평가에 대한 설명으로 가장 옳은 것은?

① 직무를 수행하는 간호사 당사자의 자율성을 강조하는 평가방법이다.

② 조직이 정한 목표에 따라 간호사가 자신의 직무업적과 성과를 통제하고 관리하도록 유도한다.

③ 간호사가 수행한 실적이 아닌 자질에 대한 평가가 이루어진다.

④ 직선적이고 권위적인 간호관리자가 선호하는 평가방법이다.

5 질관리 자료분석도구 중 작은 범주별로 아이디어를 논리적으로 그룹화하기 위한 방법으로, 만족스러운 수준에 도달할 때까지 아이디어를 생각해 내고 평가하는 방법은?

① 런차트

② 파레토 차트

③ 우선순위 매트릭스

④ 유사성 다이아그램

6 〈보기〉의 상황에서 간호관리자가 수행해야 할 간호사훈육 진행과정에 대한 설명으로 가장 옳은 것은?

〈보기〉
내과병동 간호관리자는 병동에 배치된 지 1달 된 신규 간호사가 아무런 연락 없이 결근하여 면담을 시행하였다. 그러나 면담 1주일 후 신규 간호사는 사전 연락 없이 낮번 근무 출근을 하지 않았다.

① 면담 후에도 규칙을 위반하였기 때문에 일정 기간 동안 정직시킨다.

② 무단 결근 문제뿐만 아니라 평상시 행동에도 문제가 있다는 점을 포함해서 훈육한다.

③ 규칙을 위반하는 행동이 또 다시 발견되었기 때문에 신규 간호사에게 구두로 경고한다.

④ 면담을 했음에도 불구하고 간호사의 행동이 개선되지 않았기 때문에 다른 부서로 이동시킨다.

7 간호조직에서 통제기능의 필요성으로 가장 옳지 않은 것은?

① 권한위임과 분권화의 확대

② 조직 구성원들의 실수 및 오류 발생 가능성

③ 간호인력의 업무수행 능력 개발

④ 외부 평가의 강화

---

4 목표에 의한 관리(MBO)

㉠ 관리자와 부하구성원들의 자발적인 참여를 통한 합의된 목표이다.

㉡ 기대되는 결과와 각자의 개별목표, 권한, 책임범위를 상·하 협의하여 설정한다.

㉢ 부하구성원 각자의 성과·업적을 측정평가하여 조직 전체 목적의 효과적 달성에 기하려는 것이다.

㉣ 각자의 분담된 업무량, 성과량을 운영지침으로 삼고 목표설정에 참여했던 계선(line)이 직접 직무수행을 한다.

5 유사성 다이아그램 … 유사한 아이디어들끼리 한 그룹으로 묶는 방법, 여러 주제에 관해 브레인스토밍이나 다양한 접근법을 통해 많은 아이디어를 내고 평가하는 방식이다.

6 직원훈육의 진행과정 … 직원훈육은 다음과 같은 진행단계로 이루어진다.

㉠ 면담 : 관리자는 간호사와 비공식적인 면담을 통해 공식적인 행동규범을 상기시키고 이를 위반했음을 주지시키며 행동을 개선하도록 충고한다.

㉡ 구두견책 : 간호사의 규범위반 행동이 재발견되는 경우에 관리자는 간호사에게 구두로 견책을 하고, 이때에는 간호사의 위반행동이 재발될 경우 해고를 포함한 과중한 징계조치를 받을 수 있다는 사실을 확실하게 말해야 한다.

㉢ 서면견책 : 간호사의 규범위반 행동이 계속 반복될 경우 서면견책을 하게 되는데, 이는 과중한 징계조치와 해고의 가능성을 경고하는 공식적인 문서로서 간호사의 위반 행동과 그러한 행동이 지속될 경우에 적용되는 벌칙에 대한 명확한 진술이 포함되어야 한다.

㉣ 정직 : 면담과 견책에도 불구하고 간호사의 규범위반 행동이 계속될 경우에는 수일 또는 수주간의 정직 처분을 내린다.

㉤ 해고 : 면담, 견책, 정직에도 불구하고 간호사의 행동이 개선되지 않을 경우에는 그 간호사는 해고될 것이다.

7 간호조직에서의 통제의 필요성

㉠ 조직의 목표와 개인의 목표가 일치하지 않는 경우가 많으므로 간호사들로 하여금 조직의 목표달성에 효과적으로 기여할 수 있도록 공식적인 통제시스템이 필요하다.

㉡ 간호사들로 하여금 효과적인 조직형태를 유지하게 하기 위함이다.

㉢ 의료수요의 증가, 양질의 의료요구의 증가, 의료비의 상승, 의료조직의 효과와 효율성에 대한 필요성 증대와 같은 다양한 사회적 요인으로 인해 비용효과적인 관리혁신이 요구되어 통제가 더욱 필요하다.

정답 및 해설 4.① 5.④ 6.③ 7.③

8 특정 시점에서 조직의 재무상태를 보여주는 재무제표를 통해 알 수 있는 정보로 가장 옳은 것은?

① 조직의 당기 순이익 금액을 확인할 수 있다.

② 조직의 손실 내역을 확인할 수 있다.

③ 조직이 유동부채를 상환할 수 있는지를 확인할 수 있다.

④ 현금이 유입된 영업활동을 확인할 수 있다.

9 기획의 원칙에 대한 설명으로 가장 옳은 것은?

① 계층화의 원칙 : 구체성이 높은 계획부터 시작하여 추상성이 높은 계획까지 점진적으로 수립한다.

② 균형성의 원칙 : 목표와 계획은 이해하기 쉬운 용어를 사용하여 간결하고 명료하게 표현한다.

③ 탄력성의 원칙 : 환경의 변화에 따라서 수정할 수 있도록 목표와 계획을 융통성 있게 수립한다.

④ 간결성의 원칙 : 목표와 계획이 조화롭게 균형을 유지하도록 수립한다.

10 카츠(Katz)가 제시한 관리자의 위계에 따라 요구되는 관리 기술(managerial skills)에 대한 설명으로 가장 옳은 것은?

① 일선관리자는 중간관리자에 비해 실무적 기술(technical skill)이 더 요구된다.

② 일선관리자, 중간관리자, 최고관리자는 모두 같은 정도의 개념적 기술(conceptual skill)이 필요하다.

③ 중간관리자는 최고관리자와 일선관리자 사이에서 교량적 역할을 하므로 개념적 기술(conceptual skill)이 가장 많이 요구된다.

④ 최고관리자는 구성원에 대한 효과적인 지도성 발휘와 동기부여를 위해 인간적 기술(interpersonal or human skill)이 다른 관리자보다 더 요구된다.

8 재무제표의 이해

① **대차대조표** : 일정 시점에서 그 기업의 재무상태를 표시하는 표이다. 자산항목은 표의 왼쪽에 기록되고, 부채 및 자본항목은 표의 오른쪽에 기록된다. 대차대조표를 보고 기업활동의 결과 그 기업이 어떤 자산을 소유하고 있는지 그에 소요되는 자금이 어떻게 조달되었는가를 알 수 있다. 이때에 자산총계와 부채 및 자본총계의 합계는 일치하여야 한다.

② **손익계산서** : 손익계산서는 일정 기간 동안 기업의 경영성과를 나타내는 보고서로서 당해 기간에 발생한 모든 수익과 이에 대응되는 비용을 나타내는 재무보고서이다. 손익계산서는 외부인으로 하여금 기업의 수익성을 판단하는 데 유용한 정보를 제공해 준다.

③ **현금흐름표** : 일정 기간 동안에 현금이 어떻게 조달되고 사용되었는가를 보여주는 기본적 재무제표의 하나이다. 일반적으로 대차대조표나 손익계산서보다는 현금흐름에서 얻은 정보가 더 신뢰성이 높아 기업의 이익을 평가하는 데 유용하게 이용될 수 있다.

9 ① **계층화의 원칙** : 기획은 구체화과정을 통해 가장 큰 것에서부터 시작하여 연차적으로 계획을 파생시킨다. 이와 같이 하나의 기본계획으로부터 여러 개의 계획이 파생되는 현상을 계획의 계층화(hierachy of plans)라고 한다. 기본계획의 실효성은 그것을 지원하는 파생계획의 건실성에 의해서 좌우된다.

② **균형성의 원칙** : 어떤 계획이든 다른 계획과 업무 사이에서 적절한 균형과 조화가 이루어져야 하며 동일한 계획 내에서도 목표, 소요자원, 제반 중요 요소들 간에도 상호균형과 조화가 이루어져야 한다.

④ **간결성의 원칙** : 기획과정을 통해 세워진 계획은 간결하고 명료하게 표현되어야 한다. 목적이 명료하지 못하면 기획은 복잡하게 되고 낭비의 원인이 되므로 복잡한 전문용어를 피하여 평이하게 작성되어야 한다.

10 간호관리자에게 요구되는 기술(Katz)

㉠ 개념적 기술
- 조직의 복합성을 이해하는 능력
- 관리자가 조직을 전체로 파악하고 각각의 부서가 어떻게 연결되고 의존되는지를 이해하는 능력
- 최고 관리 계층에 가장 많이 필요한 기술

㉡ 인간적 기술
- 성공적으로 상호작용하고 의사소통 할 수 있는 능력으로 다른 사람들과 함께 일할 수 있는 능력
- 모든 계층으로 관리자에게 비슷한 비중 차지

㉢ 실무적 기술
- 관리자가 특정 분야를 감독하는 데 필요한 지식, 방법, 테크닉 및 장비를 사용하는 능력
- 관리자에게 반드시 필요한 능력은 아니나 부하직원을 지휘하고, 업무를 조직, 문제를 해결, 직원들과 의사소통 하기 위해 필요
- 일선관리자에게 가장 많이 강조되는 기술로 경험이나 교육 훈련 등을 통해 습득

정답 및 해설 8.③ 9.③ 10.①

11 빌딩이나 일정 기간 사용되는 주요 장비 구입 등에 대한 예산으로 가장 옳은 것은?

① 운영예산

② 자본예산

③ 현금예산

④ 인력예산

12 갈등은 둘 이상의 개인, 집단 또는 조직이 상호작용하는 과정에서 발생할 수 있다. 갈등의 원인에 대한 설명으로 가장 옳지 않은 것은?

① 갈등은 둘 이상의 서로 다른 행동 주체가 양립될 수 없는 목표를 동시에 추구할 때 발생할 수 있다.

② 갈등은 의사결정의 과정에서 집단 간에 정보의 교환이나 의사소통이 충분히 이루어지지 않을 때 발생할 수 있다.

③ 갈등은 후배가 상관으로 승진하는 경우, 업무나 기술적인 면에서 앞서가는 부하의 지시를 받게 되는 경우 발생할 수 있다.

④ 작업의 상호의존성이 작을수록 과업수행 과정에서 갈등이 발생할 위험이 커진다.

13 환자의 권리 중 자기결정권과 관련하여 간호사가 상대적으로 가지게 되는 법적의무사항으로 가장 옳은 것은?

① 주의의무

② 확인의무

③ 결과예견의무

④ 설명 및 동의의무

11 자본지출예산(capital expenditure budget)

- 자본지출예산은 중요 비품이나 거액을 요하는 시설의 구매, 건축쇄신에 지출되는 예산을 말한다(땅, 건물, 비싸고 긴 수명을 가진 중요 시설물의 구입 등).
- 자본적인 품목은 일정한 가격 이상이어야만 하고 일정 기간 이상의 수명을 갖고 있어야 한다.
- 자본적 수요에는 설비, 운반비, 서비스계약 등의 예산이 포함된다.
- 인건비나 공급품 예산과 같은 운영상의 측면도 고려해야 한다.

12 갈등의 원인

① 조직수준별 갈등원인

㉠ 개인 내 갈등 : 개인이 의사결정을 할 때 우선순위를 결정할 수 있는 기준이 애매한 경우 발생하는 갈등이다.

㉡ 개인 간 갈등 : 두 개인이 동일한 문제에 대해 일치하지 않을 때 발생하는 갈등이다.

㉢ 집단 간의 갈등 : 조직 내에서 집단 간에 발생하는 갈등이다.

㉣ 조직 간 갈등 : 조직과 경쟁조직 간의 갈등(노동조합과 조직과의 갈등)이다.

② 상황적 요인별 갈등원인

㉠ 목표의 차이 : 개인이 여러 가지 목표를 갖고 있을 때 이러한 목표들이 상반되거나 차이가 있을 때 개인 내부에서 그리고 개인 또는 집단 사이에서 갈등이 일어날 수 있다.

㉡ 모호한 업무한계 : 업무의 한계가 애매하고 불명확할 때 갈등이 발생된다.

㉢ 가치관과 태도, 인지의 차이 : 개인 또는 집단의 가치관과 태도, 윤리적 책임에 대한 지각, 문제에 대한 인지가 서로 다를 때 문제해결방법이 달라지게 되므로 갈등이 발생된다.

㉣ 자원의 희소 : 자원이 희소할 때 자원을 서로 확보하기 위해 갈등이 발생된다.

㉤ 의사소통의 장애 : 의사소통이 잘 이루어지지 않을 때 개인과 집단 간의 이해가 어렵고 협조보다는 분열이 조장되고 따라서 갈등이 일어날 수 있다.

13 설명 및 동의의무

㉠ 의료행위가 위험이 내포된 것이라면 반드시 환자나 그의 대리인의 동의를 얻어야 한다(의료행위를 정당화시기는 적극적 요소). 동의를 얻지 않으면 전단적 의료행위가 되어 불법행위가 된다.

㉡ 설명 및 동의의무를 위반한 의료행위는 민사책임 발생의 결정적 원인이 된다.

14 〈보기〉에서 설명하는 마케팅 믹스전략으로 가장 옳은 것은?

> 〈보기〉
> 고객접점은 고객이 조직의 일면과 접촉하면서 간호 서비스의 품질에 관하여 무엇인가 인상을 얻을 수 있는 순간이다. 조직의 일면은 시설, 사람, 물건, 환경에 관한 모두를 의미하며, 고객접점은 마케팅 믹스 전략에 있어 중요하게 고려할 점이다.

① 제품전략
② 가격전략
③ 유통전략
④ 촉진전략

15 〈보기〉에서 설명하는 집단의사결정방법으로 가장 옳은 것은?

> 〈보기〉
> • 조직구성원들이 대면하여 상호 간의 대화나 토론 없이 각자 서면으로 아이디어를 제출하고 토론 후 표결로 의사결정을 하는 기법이다.
> • 새로운 사실의 발견과 아이디어를 얻고자 할 때, 정보의 종합이 필요할 때, 최종 결정을 내릴 때 효과적이다.

① 브레인스토밍
② 명목집단법
③ 델파이법
④ 기능적 분담법

14 마케팅 믹스의 구성요소(4Ps)

    ⊙ **제품**(Product) : 서비스나 프로그램 자체의 질과 양

    ⓒ **가격**(Price) : 서비스를 소비하거나 이용하기 위한 소비자 지불비용

    ⓒ **유통경로**(Place) : 서비스가 제공되는 장소·서비스 전달체제·서비스를 제공하는 직원의 전문성 및 예의

    ⓔ **촉진**(Promotion) : 광고 및 홍보·인적 접촉

15 ① 브레인스토밍(영감법) : 집단의 리더가 제기한 문제에 대하여 자발적으로 아이디어를 제시하고 유용한 아이디어를 가능한 한 많이 얻어냄으로써 문제의 해결책을 찾으려는 방법으로 문제를 정의하고 새로운 창의적인 대안을 탐색하는 데 효과적으로 사용할 수 있고 동기부여, 독선적 사고의 배제, 적극적이고 진취적인 태도 함양 등의 부수적인 효과를 얻을 수 있다.

    ③ 델파이법 : 사안에 대한 전문가들이 설문지를 통해서 각자의 전문적이 의견을 제시하고 다른 사람들이 제시한 의견을 반영하여 설문지를 수정한 후 이를 이용하여 다시 의견을 제시하는 일련의 절차를 반복하면서 최종 결정을 내리는 방법으로 지극히 불확실한 미래 현상을 예측할 때 효과적으로 사용할 수 있다.

    ④ 기능적 분담법 : 간호인력 별로 특정 업무를 배정하여 그 업무만을 기능적으로 수행하도록 하는 방법이다.

정답 및 해설　14.④　15.②

16 도나베디안(Donabedian)의 간호업무 질 관리 접근방법에서 고려될 수 있는 평가항목을 과정적 측면과 결과적 측면 순서대로 바르게 나열한 것은?

과정적 측면	결과적 측면
① 직무기술서 구비	경력개발프로그램 유무
② 경력개발프로그램 유무	낙상 위험요인 사정 여부
③ 낙상 위험요인 사정 여부	환자의 기능수준
④ 환자의 기능수준	직무기술서 구비

17 〈보기〉와 같은 상황에서 주로 나타나는 의사소통 네트워크의 특성으로 가장 옳은 것은?

〈보기〉

병원 감염을 예방하고 환자안전을 위하여 창의적인 방안을 모색하기로 하고, 병원 내 모든 부서의 모든 구성원이 자유롭게 의견을 교환하고 아이디어를 제시 하도록 하였다.

---

① 권한의 집중도가 높다.
② 구성원의 만족도가 높다.
③ 정보전달이 특정 리더에 집중되는 경향이 있다.
④ 구성원간의 상향적, 하향적 의사소통만 가능하다.

16 간호의 질 관리 접근방법(도나베디안, 1969)

    ⊙ 구조적 접근

      • 의료 제공자의 자원, 작업 여건이나 환경을 말하며 구조적 접근은 의료를 제공하는데 인적, 물적, 재정적 자원의 측면에서 각각의 항목이 표준에 부응하는지 여부를 평가한다.

      • 구조적 접근 방법 요소

      -정책, 절차, 직무기술서

      -조직구조

      -간호인력 배치, 간호업무량

      -교육 및 연구

      -의료제공자의 자원, 작업 여건, 환경

      -인적, 물적, 재정적 지원

      -인력, 시설, 장비, 면허 및 자격증 등

    ⊙ 과정적 접근

      • 의료제공자와 환자 간에, 또는 의료서비스 진행과정에 일어나는 행위에 관한 것으로 환자에 대한 태도까지 포함하여 의료의 질 향상을 위한 주제를 선정하고 진료표준을 설정하여 이를 충족하는 지를 조사한다.

      • 과정적 접근방법 요소

      -간호행위 : 의사소통, 간호기술의 숙련성, 간호사의 태도

      -간호부서와 타 부서와의 상호작용

      -조직의 관리와 지도성

      -의료서비스 진행과정에 일어나는 행위

      -환자에 대한 태도

      -간호기록, 환자 간호계획, 교육실시

      -진단과정, 진료과정, 수술과정, 간호과정, 투약과정 등

    ⊙ 결과적 접근

      • 현재 및 과거에 의료서비스를 제공받은 개인, 집단의 실제 및 잠재적 건강상태에서 바람직하거나 그렇지 못한 상태로의 변화를 말하며, 결과는 보편적으로 보건의료체계 및 의료 제공자들의 책임과 연계된 건강수준으로 정의한다.

      • 결과적 접근방법 요소

      -의료서비스를 제공받은 환자의 건강 상태변화

      -낙상률, 감염률, 욕창발생률, 재원기간

      -건강수준

      -환자기능 수준

      -진료결과(이환율, 사망률, 재발률)

      -간호결과

      -고객만족도 등

17 브레인스토밍(영감법) : 집단의 리더가 제기한 문제에 대하여 자발적으로 아이디어를 제시하고 유용한 아이디어를 가능한 한 많이 얻어냄으로써 문제의 해결책을 찾으려는 방법으로 문제를 정의하고 새로운 창의적인 대안을 탐색하는 데 효과적으로 사용할 수 있고 동기부여, 독선적 사고의 배제, 적극적이고 진취적인 태도 함양 등의 부수적인 효과를 얻을 수 있다.

정답 및 해설   16.③ 17.②

18 직무관리 과정 중 직무설계의 방법에 관한 설명으로 가장 옳지 않은 것은?

① 직무 충실화는 맥클리랜드(McClelland)의 성취동기 이론을 기초로 적극적인 동기유발을 위하여 직무수행자 스스로가 그 직무를 계획하고 통제하는 기법이다.

② 직무 단순화는 과학적 관리의 원리와 산학공학 이론을 기초로 과업을 단순하고 반복적이고 표준적으로 설계하여 한 사람이 담당할 과업의 수를 줄여 직무를 단순화시키는 기법이다.

③ 직무순환은 조직구성원들을 한 직무에서 다른 직무로 체계적으로 순환시킴으로써 다양한 과업을 수행할 수 있도록 하는 기법이다.

④ 직무확대는 과업을 수평적으로 확대하는 기법으로, 수행하는 과업의 수를 증가시켜서 과업의 단순함이 감소함으로써 직무에 대한 만족도를 높이고 결근이나 이직을 감소시키려는 기법이다.

19 「의료법」에 따라 의료기관 인증의 기준에 포함하여야 할 사항으로 가장 옳지 않은 것은?

① 의료서비스의 제공과정 및 성과

② 의료인과 고객의 만족도

③ 환자의 권리와 안전

④ 의료기관의 의료서비스 질 향상 활동

20 블레이크와 모튼(R. Blake and J. Mouton)의 관리격자 리더십이론 중 〈보기〉에 해당하는 리더십 유형으로 가장 옳은 것은?

> 〈보기〉
> 인간과 생산성에 관한 관심이 모두 높으며, 구성원들에게 공동목표와 상호의존관계를 강조하고 상호신뢰와 상호존중의 관계 속에서 구성원들의 몰입을 통하여 과업을 달성한다.

① 팀형
② 타협형
③ 과업형
④ 인기형

---

18 직무충실화 … 직무확대방법의 단점을 보충할 수 있는 방식으로 근로자에게 동기를 부여하고 직무만족과 성과를 높이기 위해서는 단순히 직무의 수를 늘리는 것이 아니라, 직무내용을 더욱 다양하게 하고 자율성과 책임을 더 많이 부여하여 개인적인 성장과 일 자체에서 의미 있는 경험을 할 수 있는 기회를 제공해 주어야 한다는 것이다.

19 인증기준(「의료법」제58조3 제1항)
  ㉠ 환자의 권리와 안전
  ㉡ 의료기관의 의료서비스 질 향상 활동
  ㉢ 의료서비스의 제공과정 및 성과
  ㉣ 의료기관의 조직 인력관리 및 운영
  ㉤ 환자만족도

20 관리격자이론 … 블레이크와 모튼(R. Blake & J. Mouton, 1964)이 정립한 이론으로서, 관리자가 목적을 달성하는 데 필요한 요인을 제시하면서 그것은 생산과 인간에 대한 관리자의 관심이 중요하다는 것을 강조하고 있다.
특히 팀형은 생산에 대한 관심과 인간에 대한 관심이 모두 높은 9.9형으로서, 조직의 목표와 인간에 대한 신뢰를 모두 갖춘 사람에 의해 조직의 목표가 달성되며 근로자의 참여를 강조하는 팀 중심적인 지도자다. 팀형이이 이론에서 가장 이상적인 지도자형이라 할 수 있다.

정답 및 해설 18.① 19.② 20.①

1 과학적 관리론과 인간관계론에 대한 설명으로 옳은 것은?

① 과학적 관리론보다 인간관계론이 공식 조직구조를 더 강조한다.
② 과학적 관리론보다 인간관계론이 노동 효율성을 더 강조한다.
③ 과학적 관리론과 인간관계론 모두 조직 외부환경을 강조한다.
④ 과학적 관리론보다 인간관계론이 인간의 심리·사회적 측면을 강조한다.

2 조직이 분권화될수록 기대할 수 있는 효과는?

① 구성원의 창의성과 능동성을 높일 수 있다.
② 조직 전체의 통합적 업무 조정이 용이하다.
③ 업무의 중복과 비용 낭비를 줄일 수 있다.
④ 최고관리자의 리더십 발휘가 용이하다.

3 다음에서 설명하는 의료인의 의무는?

> • 환자의 자율성 존중 원칙을 바탕으로 한다.
> • 이 의무를 위반할 경우 전단적 의료(unauthorized medical care)에 해당한다.

① 기록의무
② 설명 및 동의의무
③ 확인의무
④ 비밀유지의무

1 과학적 관리론

과학적 관리론	인간관계론
• 과업의 분업화	• 사회 · 심리적 환경이 생산성 향상에 더 많이 영향미침
• 권한의 계층화 • 공식 조직구조 강조	• 개인의 동기유발 • 집단행동에 대한 연구의 기초로 비공식적 조직의 중요성 강조
• 규칙과 절차의 정형화	• 사회인을 강조
• 비개인성	
• 능력에 기초한 경력개발	• 직무만족과 생산성관련성

2 조직의 분업화의 장 · 단점

장점	단점
• 조직의 목표달성을 위한 능률적 수단 • 전문화에 의해서 업무를 창의적이고 능률적으로 수행할 수 있고 전문가가 될 수 있다. • 업무를 습득하는데 걸리는 시간과 비용을 단축할 수 있다. • 업무를 단순화시키고 기계화가 가능하다.	• 조직 속에서 근무하는 개인의 업무수행에 대한 흥미를 상실할 수 있다. • 지나친 분업은 조직 내의 각 단위 간의 조정을 어렵게 한다. • 더 많은 비용이 소요될 수 있다. • 지루함, 피로, 스트레스, 생산성 감소, 품질저하, 결근율 · 이직률 증가

②③④ 계층제의 장점

3 전단적 의료란 의료인이 어떤 위험성이 있는 의료행위를 실시하기 전에 환자로부터 동의를 얻지 않고 의료행위를 시행하는 것으로 불법행위이며 민형사상 책임을 진다.

정답 및 해설 1.④ 2.① 3.②

4 간호서비스의 과정적 측면을 평가하는 지표는?

① 환자 확인 절차 준수율

② 수술 후 합병증 발생률

③ 자가간호 실천율

④ 질병군별 재원일수

5 간호전달체계 유형에 대한 설명으로 옳지 않은 것은?

① 팀간호 방법 : 비전문직 인력을 포함해 팀이 구성되며 팀 내 의사소통이 중요하다.

② 기능적 분담방법 : 총체적 간호가 이루어지지 않아 환자와 간호사의 만족도가 낮다.

③ 일차간호 방법 : 환자 입원부터 퇴원까지 일차간호사가 담당하므로 책임 소재가 분명하다.

④ 사례관리 : 1명의 간호사가 1~2명의 환자를 담당하여 필요한 모든 간호서비스를 제공한다.

6 페이욜(Fayol)의 행정관리론에서 제시한 관리 원칙만을 모두 고른 것은?

㉠ 질서의 원칙
㉡ 고용안정의 원칙
㉢ 통솔 범위의 원칙
㉣ 지휘 통일의 원칙
㉤ 조직 이익 우선의 원칙

① ㉠, ㉡, ㉢

② ㉠, ㉢, ㉣

③ ㉠, ㉡, ㉣, ㉤

④ ㉡, ㉢, ㉣, ㉤

4 과정적 접근
- 의료제공자와 환자 간에, 또는 의료서비스 진행과정에 일어나는 행위에 관한 것으로 환자에 대한 태도까지 포함하여 의료의 질 향상을 위한 주제를 선정하고 진료표준을 설정하여 이를 충족하는 지를 조사한다.
- 과정적 접근방법 요소
- 간호행위 : 의사소통, 간호기술의 숙련성, 간호사의 태도
- 간호부서와 타 부서와의 상호작용
- 조직의 관리와 지도성
- 의료서비스 진행과정에 일어나는 행위
- 환자에 대한 태도
- 간호기록, 환자 간호계획, 교육실시
- 진단과정, 진료과정, 수술과정, 간호과정, 투약과정 등

5 간호전달체계 유형
- ㉠ **전인간호방법/사례방법** : 가장 오래된 간호전달체계로, 간호사가 각자에게 할당된 환자의 요구를 충족시키기 위해 모든 책임을 담당한다.
- ㉡ **기능적 간호방법** : 간호인력 별로 특정 업무를 배정하여 그 업무만을 기능적으로 수행하도록 하는 방법으로, 환자가 필요로 하는 간호를 총체적으로 수행하는 것과는 거리가 멀다.
- ㉢ **팀간호방법** : 보조 인력들이 정규 간호사의 지시 아래 환자간호에 참여하는 것으로, 간호사는 팀 리더로서 팀에 할당된 모든 환자의 상태와 요구를 알아야 하며 간호대상자의 개별적인 간호 계획을 수립한다.
- ㉣ **일차간호방법** : 일차 간호사는 한 명 이상의 환자를 입원 혹은 치료 시작부터 퇴원 혹은 치료를 마칠 때까지 24시간 내내 환자 간호의 책임을 담당한다.
- ㉤ **사례관리방법** : 환자가 최적의 기간 내에 기대하는 결과에 도달할 수 있도록 고안된 건강관리체계로 모든 의료팀원의 노력을 통합하여 환자의 목표를 달성하는 데 초점을 두는 방법이다.

6 페이욜의 행정관리론 관리원칙
① 분업의 원칙 : 전문화는 산출량을 증가 시킨다.
② 권한-책임의 원칙 : 명령할 수 있는 권리와 복종하게 만드는 파워
③ 규율의 원칙 : 규율은 모든 비즈니스에서 중요하며 규율이 없이는 어떠한 기업도 번영할 수 없다.
④ 명령일원화의 원칙 : 어떤 행위에 있어서도 종업원은 오직 한 사람의 상관으로부터 명령을 받아야 한다.
⑤ 지휘일원화의 원칙 : 목표를 갖는 일련의 업무활동은 한 사람의 관리자가 한 가지 계획으로 지휘해야 한다.
⑥ 공동의 이익에 대한 개인의 이익 종속의 원칙 : 종업원이나 개인의 이익이 조직 전체의 이익에 우선하지 않아야 한다.
⑦ 공정한 보수의 원칙 : 보상은 고용주나 종업원 모두에게 공정하고 만족해야만 한다.
⑧ 권한 집중화의 원칙 : 종업원의 역할을 중시하는 것은 분권화이고 종업원의 역할을 중시하지 않는 것은 집권화이다.
⑨ 계층조직의 원칙 : 최고경영자로부터 가장 낮은 층의 종업원에 이르는 모든 계층에는 명령과 보고가 이루어지도록 연결되어 있어야 한다.
⑩ 질서의 원칙 : 사물에는 그것이 있어야 할 장소가 있으므로 사물을 있어야 할 장소에 두어야 하며 사람에게도 있어야 할 자리가 있으므로 있어야 할 자리에 위치시켜야 한다.
⑪ 공정의 원칙 : 경영자들은 종업원을 친절하고 공평하게 대해야 한다.
⑫ 고용안정의 원칙 : 종업원의 이직을 감소시키는 것은 효율적이고 비용을 절감시킨다.
⑬ 창의성의 원칙 : 모든 수준에서 종업원들이 계획하고 수행하는 것을 허용해야 한다.
⑭ 종업원 단결의 원칙 : 팀의 사기를 높이는 것은 조직 내의 조화와 통일을 강화한다.

정답 및 해설   4.① 5.④ 6.③

7 데밍(Deming)의 PDCA 사이클 중 문제해결을 위해 변화 계획을 소규모로 시범 적용하여 검증하는 단계는?

① Plan

② Do

③ Check

④ Act

8 다음 표는 동기부여 이론 간 유사한 욕구나 관점을 비교한 것이다. (가)~(라)에 들어갈 말로 옳은 것은?

욕구단계이론(Maslow)	성취동기이론(McClelland)	XY 이론(McGregor)
자아실현 욕구	(가)	
존경 욕구	(나)	(다)
사회적 욕구	친화 욕구	
안전 욕구		(라)
생리적 욕구		

	(가)	(나)	(다)	(라)
①	권력욕구	성취욕구	X 이론	Y 이론
②	성취욕구	권력욕구	X 이론	Y 이론
③	성장욕구	권력욕구	Y 이론	X 이론
④	성취욕구	권력욕구	Y 이론	X 이론

7 PDCA cycle

① 계획(Plan)

    ㉠ 현재 수행하고 있는 업무 향상을 위해 무엇이 잘못되어 있는지 발견

    ㉡ 문제를 기회로 인식

    ㉢ 문제 해결을 위한 변화 계획을 세우는 단계

    ㉣ 문제를 정의하여 현재 상태와 목표 상태와의 차이를 확인하는 단계

    ㉤ 과정을 연구하고 어떤 변화를 통해서 질을 향상시킬 수 있을지 결정하는 단계

② 시행(Do)

    ㉠ 변화를 검증하는 단계

    ㉡ 실험을 하거나 변화를 일으키는 단계

    ㉢ 일상 업무의 혼란을 최소화하기 위한 소규모의 시범적용단계

③ 평가(Check)

    ㉠ 선별된 변화업무 프로세스를 검토

    ㉡ 변화수행을 관찰하는 단계

    ㉢ 결과를 관찰

    ㉣ 시간의 경과에 따라 제시된 해결책이 가져온 효과를 모니터링

④ 개선(Act)

    ㉠ 변화로부터 최대의 이익을 얻고자 수행하는 단계

    ㉡ 소규모 시범 적용단계에서 획득한 결과를 기초로 수행과정을 결정하고 일상 업무 활동이 되도록 적용

    ㉢ 어떤 교훈을 얻었는지 알아보고 필요하면 환경을 변화시켜 실험을 반복함

    ㉣ 부작용을 관찰, 실행과 확인단계에서 효과가 입증된 변화를 공식화함

    ㉤ 성공적인 경우 : 확대적용하여 수행

    ㉥ 비성공적인 경우 : 새로운 계획을 세우는 단계부터 사이클을 단계적으로 다시 수행함

8 욕구단계이론, ERG이론, 2요인이론, 성취동기이론, X-Y이론의 비교

욕구단계이론Maslow	ERG이론 (Aldefer)	동기-위생이론 (Herzberg)	성취동기이론(Mcclelland)	X-Y 이론(McGregar)
자아실현욕구	성장	동기요인	성취욕구	Y이론
존경욕구			권력욕구	
소속과 애정욕구	관계		친화욕구	
안전욕구		위생요인		X이론
생리적 욕구	생존			

정답 및 해설   7.②   8.④

9 「한국간호사 윤리강령」상 '전문가로서의 간호사 의무' 영역에 해당하는 항목은?

① 대상자 보호

② 건강 환경 구현

③ 안전한 간호 제공

④ 관계 윤리 준수

10 직무분석을 위한 정보수집 방법에 대한 설명으로 옳은 것은?

① 관찰법 : 직무 수행자가 매일 자신의 직무를 관찰하여 기록한다.

② 면접법 : 직무 수행자에게 설문지를 배포하여 직무 요건을 조사한다.

③ 중요사건법 : 직무 수행자가 매일 작업일지에 직무 내용을 작성한다.

④ 작업표본방법 : 직무 분석자가 전체 직무 활동 중 일부 작업을 표본 선정하여 관찰한다.

11 「의료법」 제60조의3에 따라 설치·운영하는 간호인력 취업교육센터의 명시된 업무가 아닌 것은?

① 유휴 및 이직 간호인력의 취업교육 지원

② 우수한 간호사의 확보와 적절한 공급을 위한 기본시책 수립

③ 지역별, 의료기관별 간호인력 확보에 관한 현황 조사

④ 간호인력의 지속적인 근무를 위한 경력개발 지원

12 「개인정보 보호 가이드라인」상 의료기관에서 인터넷이나 전화를 통한 진료·검사 예약 시 개인정보 처리 기준으로 옳지 않은 것은?

① 인터넷으로 수집한 주민등록번호는 암호화하여야 한다.

② 단순예약(시간약속)을 위한 주민등록번호 수집은 원칙적으로 허용되지 않는다.

③ 전화를 통하여 필요한 개인정보를 수집할 때 통화내용은 녹취할 수 없다.

④ 진료 목적일 경우에는 만 14세 미만 아동에게 법정대리인의 동의없이 개인정보를 수집할 수 있다.

9 2013년 7월 개정된 한국 간호사 윤리강령 중 전문가로서의 간호사 의무는 간호표준 준수, 교육과 연구, 전문적 활동, 정의와 신뢰의 증진, 안전한 간호제공, 건강 및 품위 유지이다.

10 ① **질문지법** : 현장의 직무수행자 또는 감독자에게 설문지를 배부하여 직무의 내용을 기술하게 하는 방법
   ② **관찰법** : 분석자가 직무담당자의 업무수행을 관찰하여 자료를 수집하는 방법으로 작업정보를 얻는데 가장 효과적인 방법
   ③ **면접법** : 직문분석을 위한 자료를 직무담당자와의 직접적인 면담을 통해 수집하는 방법
   ④ **중요사건방법** : 성공적인 직무수행에 결정적인 역할을 한 사건이나 사례를 중심으로 분석하는 방법
   ⑤ **작업표본방법** : 분석자가 특정기간동안 작업중인 직원을 일정한 간격을 두고 짧은 기간동안 관찰하는 방법
   ⑥ **요소분석법** : 직무의 공통점들을 중심으로 직무의 군을 찾아내어 직무를 분석하는 방법
   ⑦ **자가보고법(자가일기법)** : 일종의 일기 형식으로 직무의 내용을 기술하여 보고하는 방법
   ⑧ **작업기록법(작업일지법)** : 직무수행자가 매일 작성하는 작업일지나 메모사항을 가지고 해당 직무에 대한 정보를 수집하는 방법

11 **간호인력 취업교육센터 설치 및 운영**〈의료법 제60조의3〉
보건복지부장관은 간호 간병통합서비스 제공·확대 및 간호인력의 원활한 수급을 위해 다음 각호 업무를 수행하는 간호인력 취업교육센터를 지역별로 설치·운영할 수 있다.
- 지역별, 의료기관별 간호인력 확보에 관한 현황 조사
- 간호학을 전공하는 대학이나 전문대학 졸업예정자와 신규 간호인력에 대한 취업교육 지원
- 유휴 및 이직 간호인력의 취업교육 지원
- 간호인력의 취업교육 지원을 위하여 보건복지부령으로 정하는 사항12

12 전화를 통하여 개인정보수집할 때 통화내용은 녹취가능하다.

정답 및 해설   9.③   10.④   11.②   12.③

13 마케팅 믹스 전략의 예로 옳지 않은 것은?

① 제품 · 서비스 전략 – 예비 부부를 대상으로 건강검진패키지 개발
② 유통 전략 – 대면으로 이루어지던 미숙아 부모 교육을 비대면으로 전환
③ 촉진 전략 – 간호 · 간병통합서비스에 대한 지하철 광고
④ 가격 전략 – 가정의 달 5월에 건강검진서비스를 받은 노인에게 사은품 지급 행사

14 다음에서 설명하는 권력 유형은?

> A 간호팀장은 공정하고 성실한 업무처리와 상대방을 배려하는 인간관계로 평소에 팀은 물론 간호부 내에서도 간호사들의 존경을 받는다.

① 강압적 권력
② 합법적 권력
③ 준거적 권력
④ 전문적 권력

13 마케팅 믹스의 구성요소 및 전략
① 제품(Product)
　　㉠ 새로운 종류와 유형의 간호서비스 개발
　　㉡ 암센터, 재활센터, 당일수술센터, 전문화된 상급 간호서비스
② 가격(Price)
　　㉠ 기존 가격의 조정 : 가치비용의 분석
　　㉡ 가격의 차별화
　　㉢ 새로운 가격의 개발 : 개별화된 간호서비스
③ 유통(Place)
　　㉠ 물리적 접근성 : 장소의 다양화, 원격진료
　　㉡ 정보적 접근성 : 상담, 설명, 조언
　　㉢ 시간적 접근성 : 대기시간, 예약, 야간진료
　　㉣ 의료전달체계의 개선
④ 촉진(Promotion)
　　㉠ 이미지 제고 및 향상 : 친절함, 책임감, 전문적인 인상
　　㉡ 소비자 만족 : 고객접점
　　㉢ 홍보 및 광고 : 표적시장, 매체선정
　　㉣ 보호자 없는 병동의 운영

14 권력의 유형

준거적 권력	• 사람이 가지고 있는 특별한 자질에 기반을 둔 권력 • 다른 사람들이 호감과 존경심을 갖고 닮으려고 할 때 생기는 권력
전문적 권력	• 사람이 가지고 있는 전문성, 기술 등에 기반을 둔 권력 • 특정 분야나 상황에 대하여 높은 지식을 가지고 있다고 느낄 때 생기는 권력
정보적 권력	• 권력행사자가 유용한 정보에 쉽게 접근할 수 있거나 희소가치의 중요성이 있는 정보를 소유하고 있다는 사실에 기반을 둔 권력
연결적 권력	• 중요한 인물이나 조직 내의 영향력이 있는 사람과 연결될 수 있다고 생각하는 것에 기반을 둔 권력
보상적 권력	• 타인이 원하는 것을 보상해 줄 수 있는 능력에서 기인하는 권력 • 다른 사람에게 가치가 있다고 인정되는 상이나 보답을 할 수 있는 능력
강압적 권력	• 해고·징계 등과 같은 벌을 줄 수 있는 데 기인한 권력
합법적 권력	• 권력수용자가 권력자의 권력행사를 인정하고 추종해야 할 의무가 있다고 생각하는 것을 바탕으로 하는 권력 • 지위에 기반을 둔 권력

15 다음에서 설명하는 격리 방법이 모두 요구되는 질병은?

> • 의료인은 환자 병실에 들어갈 때 수술용 마스크를 착용한다.
> • 코호트 격리를 한 경우에 병상 간 거리는 1m 이상 유지한다.
> • 환자가 병실 밖으로 이동하는 경우 나가기 전에 손위생을 수행한다.

① 수두   ② 홍역

③ 백일해   ④ B형 간염

16 다음은 의료법인 재무상태표이다. ㈎~㈐에 들어갈 말로 바르게 연결한 것은?

(단위 : 천원)

차변		대변	
유동(㈎)	450,000	유동(㈏)	150,000
비유동(㈎)	300,000	비유동(㈏)	200,000
		(㈐)	400,000
총계	750,000	총계	750,000

	㈎	㈏	㈐
①	자산	자본	부채
②	자산	부채	자본
③	자본	자산	부채
④	자본	부채	자산

17 터크만(Tuckman)의 팀 발전 과정을 순서대로 바르게 나열한 것은?

① 형성기 − 갈등기 − 규범기 − 성취기 − 해체기

② 형성기 − 성취기 − 규범기 − 갈등기 − 해체기

③ 형성기 − 규범기 − 갈등기 − 성취기 − 해체기

④ 형성기 − 갈등기 − 성취기 − 규범기 − 해체기

15 공기전파주의 질환 : 홍역, 수두, 폐결핵

비말전파주의 : 디프테리아, 백일해, 아데노바이러스, 인플루엔자, 풍진, 이하선염

접촉전파주의 : 다제내성균, VRE, MRSA, C difficile, 로타바이러스

16 재무상태표(계정식)

차변		대변	
과목	금액	과목	금액
자산		부채	
유동자산	450,000	유동부채	150,000
비유동자산	300,000	비유동부채	200,000
		자본	400,000
자산총계	750,000	부채 및 자본총계	750,000

17 터크만 팀(team) 발전 과정(팀 빌딩단계)

① 팀 구성하기

② 팀 목표 설정 및 활동규칙설정

③ 팀원의 역할과 책임규정

④ 팀워크(팀활동)의 촉진

⑤ 팀 성과확인과 동기유지

정답 및 해설 15.③ 16.② 17.①

18 다음 상황에서 브룸(Vroom)의 기대이론에 따른 기대감과 수단성의 수준은?

> A 간호사는 질 향상(QI) 팀 리더를 맡게 된다면 최고의 성과를 거둘 자신이 있으나, 이 성과가 본인이 기대하는 승진평가에 영향을 주지 않을 것으로 판단하여 리더 역할 맡는 것을 주저하고 있다.

기대감	수단성
① 높음	높음
② 높음	낮음
③ 낮음	높음
④ 낮음	낮음

19 만츠와 심스(Manz & Sims)의 셀프리더십을 훈련하기 위한 인지전략은?

① 자기 스스로 목표를 설정하고 우선순위를 결정하여 실행한다.
② 바람직한 행동을 하도록 업무 환경에 단서(cues)를 배치한다.
③ 어려운 상황을 장애물이 아닌 기회로 인식하는 건설적 사고 습관을 갖는다.
④ 과업을 성공적으로 수행했을 때 자신이 가치있게 여기는 보상을 스스로 제공한다.

20 설명으로 옳지 않은 것은?

① 의무보고 대상인 환자안전사고가 발생한 경우, 그 의료기관의 장이 보고하여야 한다.
② 진료기록과 다른 의약품이 투여되어 환자에게 경미한 신체적 손상이 발생한 경우, 자율보고 할 수 있다.
③ 의무보고 대상인 환자안전사고를 지체없이 보고한 경우, 보건의료 관계 법령에 따른 행정처분을 감경할 수 있다.
④ 다른 부위의 수술로 환자안전사고가 발생한 경우, 심각한 신체적 · 정신적 손상의 발생 여부와 관계없이 의무보고 한다.

18 **브룸(Vroom)의 기대이론** … 개인적 유의성 또는 사회적 가치들에 기초한 선호도에 의해 인간이 동기부여 된다고 보고 인간이 기본적으로 어떤 행동을 할 경향은 기대감·수단성·유의성에 의해 동기부여가 된다는 이론이다.

ⓐ **기대감** : 일정한 노력을 하면 필요한 성과수준 달성할 수 있으리라 믿는 가능성

ⓑ **수단성** : 일정수준의 성과를 달성하면 보상을 얻을 수 있다는 가능성

ⓒ **유의성** : 노력의 결과로 예상되는 보상에 대해 개인이 느끼는 매력정도

ⓓ **보상** : 일과 조직에 대한 개인의 관점, 일의 성취에 대한 기대

ⓔ **행동패턴** : 행동대안과 기대하는 결과 및 중요성을 비교 평가한 후 가장 확률이 높은 행동대안을 선택

19 **셀프리더십 인지전략** : 자연적 보상을 통한 자기존중과 건설적인 사고패턴의 관리

- **스스로의 과업재설계** : 자신의 직무에서 자연적 보상 수준을 높이기 위해 자신의 업무내용과 수행방법을 스스로 재설계하는 것
- **직무의 상황 재설계** : 직무환경을 재설계하거나 직무 시간이나 장소를 변경하여 환경에서 발생하는 자연적 보상을 높이는 것
- **건설적 사고** : 어려운 상황을 만났을 때 이를 장애물로 보기보다는 기회로 인식하는 긍정적이고 건설적인 사고 습관을 갖는 것

20 **환자안전사고의 보고**〈환자안전법 제14조〉

① 환자안전사고를 발생시켰거나 발생한 사실을 알게 된 또는 발생할 것이 예상된다고 판단한 보건의료인이나 환자 등 보건복지부령으로 정하는 사람은 보건복지부장관에게 그 사실을 보고할 수 있다.

② 보건복지부령으로 정하는 일정 규모 이상의 병원급 의료기관에서 다음 각 호의 어느 하나에 해당하는 환자안전사고가 발생한 경우 그 의료기관의 장은 보건복지부장관에게 그 사실을 지체 없이 보고하여야 한다.

ⓐ 설명하고 동의를 받은 내용과 다른 내용의 수술, 수혈, 전신마취로 환자가 사망하거나 심각한 신체적·정신적 손상을 입은 환자안전사고가 발생한 경우

ⓑ 진료기록과 다른 의약품이 투여되거나 용량 또는 경로가 진료기록과 다르게 투여되어 환자가 사망하거나 심각한 신체적·정신적 손상을 입은 환자안전사고가 발생한 경우

ⓒ 다른 환자나 부위의 수술로 환자안전사고가 발생한 경우

ⓓ 의료기관 내에서 신체적 폭력으로 인해 환자가 사망하거나 심각한 신체적·정신적 손상을 입은 경우

③ 제1항에 따른 "자율보고"를 환자안전사고를 발생시킨 사람이 한 경우에는 「의료법」 등 보건의료 관계 법령에 따른 행정처분을 감경하거나 면제할 수 있다.

④ 자율보고 및 제2항에 따른 "의무보고"에 포함되어야 할 사항과 보고의 방법 및 절차 등은 보건복지부령으로 정한다.

※ 환자안전사고를 발생시킨 사람이 자율보고를 한 경우에 「의료법」 등 보건의료 관계 법령에 따른 행정처분을 감경하거나 면제할 수 있다고 규정하고 있으나, 의무보고 수행에 따른 행정처분 감경 및 면제는 해당사항 없음

정답 및 해설 18.② 19.② 20.③

1 〈보기〉에서 설명하는 간호전달체계는?

〈보기〉

- 서비스의 질과 비용효과적인 결과를 증진시키며 개인의 요구를 충족시키고자 도입되었다.
- 매니지드 케어 모델이 대표적이다.
- 표준진료지침(critical pathway) 등의 도구를 활용한다.

---

① 팀간호
② 모듈간호
③ 일차간호
④ 사례관리

2 〈보기〉의 간호조직이 적용한 관리 이론에 대한 설명으로 가장 옳은 것은?

〈보기〉

간호부는 간호업무에 따라 간호사를 배치하는 기능적 간호분담방법을 간호전달체계에 적용하여 업무를 단순화·분업화하여 운영하고 있다.

---

① 직접 혹은 간접간호활동에 소요되는 시간을 측정하여 간호인력 산정에 적용하는 간호업무량 분석의 기초가 된 이론이다.
② 관리의 기능을 기획, 조직, 지휘, 조정, 통제로 제시하였다.
③ 인간관계에 초점을 맞춘 이론이다.
④ 지나치게 인간적 요소를 강조하여 '조직없는 인간'이라는 비판을 받았다.

3 직장 내 훈련(on-the job training)으로 가장 옳은 것은?

① 대학원 강의를 원내에서 원격교육으로 이수하였다.

② 전문교육기관의 전문강사로부터 CS향상전략 교육을 수강했다.

③ 프리셉터로부터 암환자의 화학약물요법 간호실무기술을 배웠다.

④ 투석환자간호의 최신 경향이라는 8시간의 보수교육을 수강하였다.

---

1 ① **팀간호방법** : 보조 인력들이 정규 간호사의 지시 아래 환자간호에 참여하는 것으로, 간호사는 팀 리더로서 팀에 할당된 모든 환자의 상태와 요구를 알아야 하며 간호대상자의 개별적인 간호 계획을 수립한다.

② **모듈간호방법** : 팀 간호를 정련하고 향상시키기 위해 개발된 방법으로 2~3명의 간호사가 환자들이 입원하여 퇴원할 때까지 모든 간호를 담당한다. 팀을 작게 유지함으로써 간호계획 수립과 조정활동에 전문직 간호사가 더 많이 관여가 가능하며, 팀원들 간의 의사소통에 소요되는 시간을 줄여 환자의 직접간호에 더 많은 시간을 할애한다.

③ **일차간호방법** : 일차 간호사는 한 명 이상의 환자를 입원 혹은 치료 시작부터 퇴원 혹은 치료를 마칠 때까지 24시간 내내 환자 간호의 책임을 담당한다.

④ **사례관리방법** : 환자가 최적의 기간 내에 기대하는 결과에 도달할 수 있도록 고안된 건강관리체계로 모든 의료팀원의 노력을 통합하여 환자의 목표를 달성하는 데 초점을 두는 방법이다.

2 간호업무를 업무에 따라 기능적 분담방법으로 나누어서 단순화, 분업화를 운영하였으므로 이는 과학적 관리론에 해당한다. 과학적 관리론은 분업화에 기초를 두어 효율성에 기초를 둔다.

3 직장 내 교육훈련은 임상에서 프리셉터를 이용한 교육이다. 직장 외 교육훈련은 연수원 교육, 전문위탁 교육, 보수교육이 해당한다.

정답 및 해설 1.④ 2.① 3.③

4 〈보기〉의 간호조직에서 사용한 인적자원 확보 방법으로 가장 옳은 것은?

〈보기〉

지원자를 여러 명씩 그룹으로 나누어 특정 문제에 대해 자유토론하게 하고, 토론 과정에서 지원자들의 현재 행동 및 잠재적 행동을 파악한다.

① 정형적 면접   ② 스트레스 면접

③ 패널 면접   ④ 집단 면접

5 조직의 집단의사결정에 대한 설명으로 가장 옳은 것은?

① 의사결정에 참여한 구성원들의 의사결정에 대한 수용성이 높다.

② 의사결정에 대한 책임소재가 명확하다.

③ 의사결정에 대한 시간과 비용이 절약된다.

④ 개인의 편견이나 특성이 의사결정에 많은 영향을 준다.

6 〈보기〉에서 설명하는 환자의 권리는?

〈보기〉

• 환자는 진료와 관련된 신체상·건강상의 비밀과 사생활의 비밀을 침해받지 아니한다.
• 의료인과 의료기관은 환자의 동의를 받거나 범죄 수사 등 법률에서 정한 경우 외에는 비밀을 누설·발표하지 못한다.

① 진료받을 권리   ② 알권리 및 자기결정권

③ 비밀을 보호받을 권리   ④ 상담·조정을 신청할 권리

4 ① **정형적 면접** : 표준면접. 면접자가 기본적으로 조직의 경영이념, 전략, 지원자의 배경, 지식, 태도 등의 아주 세분되고 상세한 질문문항을 준비하여 질문하는 형태
② **스트레스 면접** : 지원자에게 자극적 질문을 함으로써 감정의 안정성과 인내에 대한 평가를 위해 실시
③ **패널 면접** : 다수의 면접자가 한 명의 지원자를 상대로 질문하는 면접방식
④ **집단 면접** : 집단별로 특정 문제에 대해 자유토론을 할 수 있는 기회를 부여하고 토론과정에서 개별적으로 적격 여부를 심사판정하는 유형이다.

5 집단적 의사결정의 특징
㉠ **의사결정의 질** : 다양한 조직구성원들에 의하여 더 많은 정보와 지식을 활용할 수 있으므로 여러 가지 대안과 접근을 고려할 수 있다.
㉡ **결정사항의 수용성** : 집단구성원들이 의사결정에 참여하는 집단의사결정은 결정된 사항에 대한 구성원들의 이해와 수용가능성을 증대시켜 준다.
㉢ **의사결정의 정확성** : 여러 대안에 대해 충분히 평가할 수 있고 여러 사람들이 참여함으로써 좋은 아이디어에 대해 다양한 관점으로 바라볼 수 있다.

6 환자의 권리〈의료법 시행규칙 별표1〉
① **진료받을 권리** : 환자는 자신의 건강보호와 증진을 위하여 적절한 보건의료서비스를 받을 권리를 갖고, 성별·나이·종교·신분 및 경제적 사정 등을 이유로 건강에 관한 권리를 침해받지 아니하며, 의료인은 정당한 사유 없이 진료를 거부하지 못한다.
② **알권리 및 자기결정권** : 환자는 담당 의사·간호사 등으로부터 질병 상태, 치료 방법, 의학적 연구 대상 여부, 장기이식 여부, 부작용 등 예상 결과 및 진료 비용에 관하여 충분한 설명을 듣고 자세히 물어볼 수 있으며, 이에 관한 동의 여부를 결정할 권리를 가진다.
③ **비밀을 보호받을 권리** : 환자는 진료와 관련된 신체상·건강상의 비밀과 사생활의 비밀을 침해받지 아니하며, 의료인과 의료기관은 환자의 동의를 받거나 범죄 수사 등 법률에서 정한 경우 외에는 비밀을 누설·발표하지 못한다.
④ **상담·조정을 신청할 권리** : 환자는 의료서비스 관련 분쟁이 발생한 경우, 한국의료분쟁조정중재원 등에 상담 및 조정 신청을 할 수 있다.

정답 및 해설 4.④ 5.① 6.③

7 낙상 발생 감소를 위한 지속적 질 관리 활동을 기획하고 있다. 1년 동안 수행해야 하는 활동을 시간에 따라 막대 형태로 나타내어 관리자가 진행 중인 업무나 프로젝트를 시각적으로 쉽게 파악할 수 있도록 도와주는 기획방법으로 가장 옳은 것은?

① PERT(program evaluation and review technique)
② 간트차트(Gantt chart)
③ 의사결정나무(decision tree)
④ 브레인스토밍(brainstorming)

8 〈보기〉에 해당하는 대학병원 5년 차 간호사에게 허츠버그의 이론에 따라 동기요인을 충족시킨 것으로 가장 옳은 것은?

> 〈보기〉
> • 대학원 진학을 희망한다.
> • 동료애가 부족하다고 생각한다.
> • 타 병원보다 급여가 적다.
> • 경력 간호사를 위한 복지정책이 미흡하다.

① 대학원 진학의 기회를 제공하고 근무표를 조정해 준다.
② 동료들 간에 친교활동을 위해 동아리 지원비를 책정 한다.
③ 본 병원의 급여 정책을 비교 분석하여 알리고 비전을 제시한다.
④ 경력에 따른 복지혜택의 요구도를 수렴하여 전략을 수립한다.

9 〈보기〉의 간호조직에서 제공한 보상의 종류로 가장 옳은 것은?

> 〈보기〉
> 간호조직에서는 직원의 근속연수, 학력, 연령 등을 기준으로 임금을 차별화하는 제도를 도입해서 운영하고 있다.

① 성과급제도　　　　　　　　　② 직능급제도
③ 연공급제도　　　　　　　　　④ 직무급제도

10 브루스 터크만(Bruce Tuckman)의 '터크만 모델(Tuckman model)'에서 팀의 형성기에 대한 설명으로 가장 옳은 것은?

① 구성원 간의 갈등과 혼란이 빈번하게 발생하고, 리더의 팀 운영 방식에 대해 불만을 갖는 팀 구성원이 생기기도 한다.
② 팀 구성원 개개인의 역할이 불분명하고, 팀 구성원은 리더에 대한 의존도가 높다.
③ 팀 구성원 사이에서 공동의 목표에 대한 공감대가 형성된다.
④ 팀 내에 문제가 발생해도 스스로 해결할 수 있는 힘이 있다.

---

7 **간트차트** : 프로젝트 일정관리를 위한 수평막대 형태의 도구로서 각 업무별로 일정의 시작과 끝을 그래픽으로 표시하여 전체 일정을 한 눈에 볼 수 있는 관리방법이다. 수평축은 시간, 수직축은 예정된 활동의 목록, 막대는 계획과 실제 업무의 진행을 비교하여 시각적으로 보여주는 표이다.

8 **허츠버그 동기부여 증진방안** : 직무재설계, 개인의 임파워먼트 증진, 다양한 내·외적 보상시스템 개발, 성과 보상의 합치 프로그램 마련, 인사관리제도의 개선, 임금체계 개발

9 ① **성과급제도** : 개인이나 집단이 수행한 작업성과나 능률에 대한 평가를 실시하여 그 결과에 따라 지급하는 보수
② **직능급제도** : 직원들이 보유한 직무수행능력을 기준으로 임금을 결정하는 제도. 능력주의 임금관리 실현으로 유능한 인재유지가 가능하며 직원의 성장욕구를 충족시킬 수 있다.
③ **연공급제도** : 직원의 근속년수를 기준으로 임금을 지급하는 제도. 연공에 따라 숙련도가 상승한다는 전제를 바탕으로 임금을 결정
④ **직무급제도** : 해당 조직에 존재하는 직무들을 평가하여 상대적 가치에 따라 임금을 결정하는 제도(그 직무가 조직에서 얼마나 중요한지, 어려운지, 직무를 수행하는 작업환경이 어떠한가 등에 따라 직무의 가치를 산정하게 됨)

10 **터크만 팀 발전모델**
형성기 : 팀이 처음 구성되는 단계 팀을 형성
• 서로 알게 되며 프로젝트에 대해 이해하는 단계
• 팀 방향성 정립단계
• 목표를 설정하거나 이해
• 관계를 형성하는 단계
• 집단의 목적, 구조, 리더십 등에 대한 불확실성이 높은 단계

정답 및 해설 7.② 8.③ 9.③ 10.②

11 〈보기〉를 확인하기 위한 질 향상 분석방법으로 가장 옳은 것은?

> 〈보기〉
>
> 병동에서 근무시간대와 낙상 건수는 관계가 있는가?

① 인과 관계도(fishbone diagram)
② 산점도(scatter diagram)
③ 파레토 차트(Pareto chart)
④ 흐름도(flow chart)

12 〈보기〉의 사례에서 일반적으로 지켜야 할 감염관리 지침으로 가장 옳은 것은?

> 〈보기〉
>
> MRSA로 확인된 A 환자가 충수절제술 시행 후 병실로 이동하려 한다. 해당 병동에는 1인실이 없는 상황이다.

① 환자간호 시 반드시 N95 마스크와 장갑을 착용한다.
② A환자가 사용한 물품은 일반의료폐기물과 함께 배출한다.
③ 다인실 병실 중 MRSA 코호트 격리가 가능한 병실로 안내한다.
④ 음압이 유지되는 1인실 격리가 필요하므로 타 병동으로 전동한다.

13 A대학병원 간호부는 5년 이상의 경력 간호사를 대상으로 희망 부서에서 근무하도록 하고 2년 뒤에 다시 원래 부서로 복귀를 희망할 때 가능하도록 하였다. 이러한 직무설계 방법의 장점에 대한 설명으로 가장 옳은 것은?

① 조직의 생산성이 높아진다.
② 다른 기능을 개발할 기회를 제공한다.
③ 간호업무를 기능적으로 분담시킨다.
④ 약간의 훈련과 기술로 과업을 수행할 수 있다.

11 산점도 : 두 변수들 간의 상관관계를 확인하는 데 사용하는 것으로 X축에 독립변수를, Y축에 종속변수를 두어 각 변수 값이 흩어져 있는 양상을 보고 상관관계를 파악한다.

근무시간대와 낙상건수의 관계를 보는 것으로 이는 산점도에 해당한다.

12 MRSA 접촉주의 감염관리시 준수사항

㉠ 독방이나 코호트 격리, 할 수 없을 경우(격리를 위해 이동 시 상태 악화가 예상될 경우) : 감염관리 전문가에게 의뢰

㉡ 환자 침상카드와 환자차트에 접촉주의 표지를 부착, Caution 등록 시행함

㉢ 격리시 출입 시 혈액, 체액, 기타 오염된 물품, 손상된 피부, 점막접촉이 예상되는 경우 장갑을 착용함

㉣ 환자 처치 전후 손 씻기, 오염된 장갑으로 환자나 기구를 만지지 않는다.

㉤ 환자 병실에서 나오기 전에 반드시 손을 씻거나 손 소독제를 사용한다.

㉥ 환자 처치시 가운이나 비닐 앞치마 착용하고 처치 후 환자 병실을 떠나기 전에 가운을 벗고 손 씻기를 하고 나온다.

㉦ 마스크는 정기적으로 착용할 필요가 없고 호흡기 분비물이 튈 가능성이 있는 경우 착용한다.

㉧ 환자 이동을 가능한 한 제한, 이동 시에는 주위 환경을 오염시키지 않도록 주의한다.

㉨ 격리실에 의료폐기물함을 두고 의료폐기물을 함께 수거한다.

㉩ 린넨이랑 가운은 주변 환경을 오염시키지 않도록 사용 후 오염 세탁물함에 분리수거한다.

13 경력개발 : 개인의 경력목표를 설정하고 이를 달성하기 위해 경력계획을 수립하여 조직의 욕구와 개인의 욕구가 일치될 수 있도록 각 개인의 경력을 개발하는 활동이다.

정답 및 해설 11.② 12.③ 13.②

14 안전한 약품관리방법에 대한 설명으로 가장 옳은 것은?

① A간호사는 개봉 전 인슐린 주사제에 환자명 바코드를 부착하고 실온에 보관하였다.

② B 간호사는 사용중단된 nifedipine capsule을 비품약으로 분류하여 보관하였다.

③ C 간호사는 근무 시작 전 응급카트 약물의 종류와 개수가 정확한지 매번 확인하였다.

④ D 간호사는 마약장의 열쇠와 잠금장치를 같은 근무번 간호사에게만 알려주어 사용할 수 있게 하였다.

15 「의료법 시행규칙」 제15조(진료기록부 등의 보존)에서 제시하고 있는 의무기록 유형별 보존기간으로 옳지 않은 것은?

① 환자 명부 : 5년

② 수술기록 : 5년

③ 간호기록부 : 5년

④ 진료기록부 : 10년

16 기획의 계층화 단계 중 〈보기〉에 해당하는 것은?

〈보기〉
조직의 목표를 성취하기 위한 행동의 지침이 되며 구성원들의 활동 범위를 알려준다. 예를 들어 승진대상자의 선정, 승진대상자 선정을 위한 기초자료 분석, 면접 등 간호활동을 위한 범위와 허용 수준을 정하고 그에 따른 행동방침을 정하는 과정이다.

① 목적

② 철학

③ 정책

④ 규칙

17 라인-스태프 조직에 대한 설명으로 가장 옳은 것은?

① 책임과 권한의 한계가 명확하다.

② 조직구조가 단순하여 신규 직원이 조직을 이해하기 쉽다.

③ 환경의 변화에 능동적으로 대처하기 어렵다.

④ 종합적인 의사결정을 위해 전문적인 지식과 경험을 활용할 수 있다.

---

14 약품관리방법

㉠ 인슐린, 백신, 좌약, 혼합액은 냉장고에서 4℃ 정도에 보관한다.

㉡ 인슐린 펜타입은 환자의 bin에 보관가능하다.

㉢ 차광을 요하는 약품은 차광용 비닐을 씌워 보관한다.

㉣ 항생제, 일반주사제, 수액은 실온에서 투약카드나 약품장에 보관한다.

㉤ 유효기간을 엄수하고 정기적으로 유효기간을 점검하고 확인한다.

㉥ 투약오류를 범하기 쉬운 약품은 보관에 주의한다.

㉦ 마약과 향정신성약물은 반드시 마약대장과 함께 이중잠금장치가 된 철제마약장에 보관해야 하며 마약장은 항상 잠겨 있어야 한다.

㉧ 마약장은 항상 이중으로 잠그고 열쇠는 간호관리자나 선임간호사가 관리하며 마약 외에 다른 것은 보관하지 않는다.

㉨ 마약장의 열쇠는 각 근무조의 담당간호사 간에 직접 인수인계하고 일일 재고관리를 한다.

㉩ 마약류 수령은 인편으로 사용 직전에 하며 비품약을 사용한 경우 가능한 한 해당 근무내에 채워 놓는다.

15 수술기록 보존기간 : 10년

16 기획의 계층화

① 비전 : 조직의 바람직한 미래상으로 조직의 성장목표와 사업활동 영역이 명시된 것이다. 조직구성원의 변화노력을 한 방향으로 모으기 위한 것이다.

② 목적 : 조직의 목적을 명확히 설정하는 것으로 기획의 첫 번째 순서이다. 조기의 사회적 존재 이유로서 조직의 사명을 명시한 것으로 광범위하고 일반적인 진술이다.

③ 철학 : 조직의 목적을 성취하기 위해 조직구성원을 움직이게 하는 신념과 가치체계를 진술한 것이다.

④ 정책 조직의 철학과 목표로부터 도출되며 조직의 목표를 달성하기 위한 방법을 제시하고 목표를 행동화하기 위한 과정 및 활동범위를 알려주는 포괄적인 지침이다.

⑤ 규칙 : 조직구성원들이 특별한 상황에서 해야 할 것과 금지해야 할 것을 알려주는 명확한 지침으로 비융통적이다.

17 라인-스태프 조직 : 조직이 대규모화되고 업무내용이 복잡해지면서 관리자의 업무를 지원, 조언해 주는 기능이 설치된 조직이다. 스태프 조직을 통해 전문적인 조언, 조력 기능으로 도움을 받을 수 있다.

정답 및 해설 14.③ 15.② 16.③ 17.④

18 〈보기〉에 해당하는 환자안전의 개념은?

〈보기〉

A 간호사가 KCl 10mL(20mEq)를 정맥 내 투여해야하는 NPO 환자에게 KCl 20mL(40mEq)를 정맥 내 투여하려고 하였다. 이때 이상하게 여기던 B 간호사가 행위를 사전에 중단시키고 의사처방을 재확인한 뒤 정확한 용량으로 투약하였다.

---

① 위해사건
② 근접오류
③ 적신호사건
④ 근본원인분석

19 질 관리 접근방법 중 결과적 접근방법으로 가장 옳은 것은?

① 간호절차 마련
② 정책이나 규정 구비
③ 환자에 대한 태도
④ 병원 감염률

20 피들러의 상황적합이론에서 리더십의 유효성을 결정하는 상황 조절 변수에 해당하지 않는 것은?

① 부하의 능력과 의지 정도
② 리더에게 부여된 공식적인 영향력 정도
③ 구성원들이 리더를 신뢰하고 존경하는 정도
④ 과업의 목표가 분명하고 달성 수단이 명백한 정도

18 근접오류 : 의료가 발생하여 환자에 대한 위해의 가능성이 있을 수 있지만 회복조치에 의해서 원하지 않는 결과
　　가 예방된 경우, 즉 환자에게 위해를 가져오지 않은 사건이다.

19 결과적 접근방법
　　㉠ 결과적 접근방법의 개념
　　　• 환자의 건강상태가 간호서비스를 제공받은 이후에 간호중재에 의해 얼마나 변화되었는지에 따른 최종 결과
　　　를 평가하는 방법으로 간호의 질을 정확히 측정할 수 있다.
　　　• 간호서비스를 제공받은 이후의 환자 또는 대상자에게 나타난 건강상태의 변화를 평가하는 방법이다.
　　　• 건강을 구성하는 제반요소, 즉 신체적 요소 이외의 사회적 요소와 심리적 요소도 전부 고려된다.
　　㉡ 결과적 접근방법의 평가기준
　　　• 사망, 불편감의 정도, 문제해결, 증상조절 등을 포함하는 건강과 질병수준, 치료계획의 순응유무, 건강유지
　　　능력 정도, 생리적 · 사회적 · 심리적 기능을 포함하는 기능적 능력, 환자만족도, 진료비용, 자가간호 지식 및
　　　기술의 변화, 사고나 합병증 또는 감염과 같은 바람직하지 못한 사건발생 등이 있다.
　　　• 예를 들면 사망률, 이환율, 만족도, 건강상태, 자가간호 등이 있는데 최근에는 좀 더 민감한 요소로 낙상률,
　　　감염률, 욕창 발생률, 신체억제법의 사용률 등도 포함하고 있다.

20 상황적합이론의 상황적 매개변수 : 리더와 구성원 간의 관계, 과업구조, 리더의 직위권한이라는 3가지 상황적 매
　　개변수 간의 조합의 리더에 대한 상황의 호의성을 결정한다. 리더가 처한 상황의 호의성이 높을수록 리더십 유
　　효성이 커진다.

정답 및 해설　18.② 19.④ 20.①

서원각과 함께

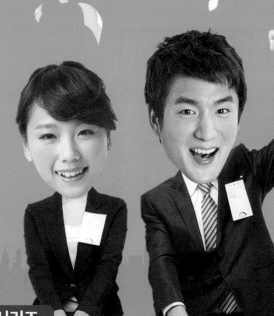

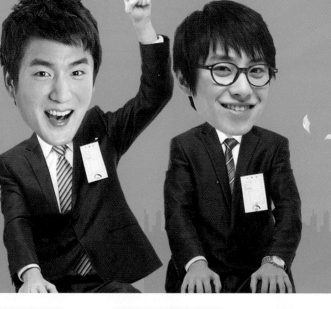

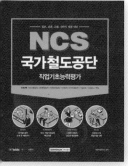

국가철도공단

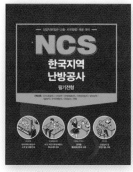

한국지역난방공사

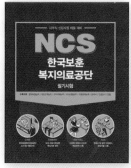

한국보훈복지의료공단

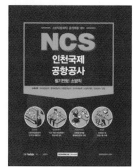

인천국제공항공사

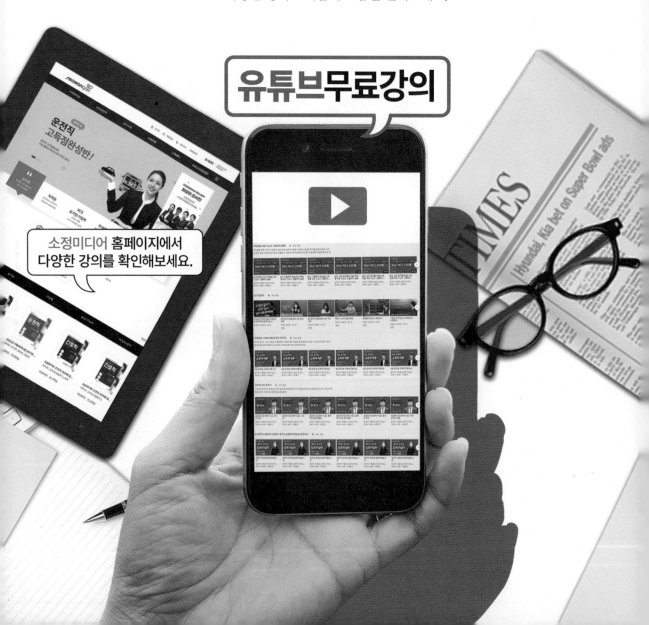